El poder del juego

para el desarrollo y bienestar mental

PALABRA

© Fernando Sarráis, 2024
© Ediciones Palabra, S.A., 2024
Paseo de la Castellana, 210 – 28046 MADRID (España)
Telf.: (34) 91 350 77 20 – (34) 91 350 77 39
www.palabra.es
palabra@palabra.es

Diseño de portada: Equipo editorial
ISBN: 978-84-1368-391-1
Depósito Legal: M-23.611-2024
Impresión: Gohegraf, S.L.
Printed in Spain – Impreso en España

Fernando Sarráis

El poder del juego

para el desarrollo y bienestar mental

dBolsillo

– ÍNDICE –

1. INTRODUCCIÓN

«El Señor se deleita jugando con las almas como un padre con sus niños pequeños; juega en todo tiempo, juega por el orbe de la tierra» (*Pr* 8, 30-31).

El Premio Nobel de Literatura Octavio Paz afirma algo similar a la cita de la Biblia con la que se inicia esta introducción: «... la creación es un juego, lo contrario de un trabajo. Los dioses son por esencia jugadores. Al jugar crean. Lo que distingue a los dioses de los hombres es que ellos juegan y nosotros trabajamos. El mundo es el juego cruel de los dioses y nosotros somos sus juguetes. Los hombres no son necesarios; no se sostienen por sí mismos, sino por una voluntad ajena: son una creación, un juego»[1]. Como veremos a continuación, esta opinión tiene sus raíces en la filosofía griega y en la base de la opinión general que considera el trabajo como una obligación y algo

---

[1] O. Paz, *Puertas al campo*, 1966.

serio, mientras que el juego es una diversión y una actividad no seria –lúdica–.

Al estudiar el juego para hacer una síntesis de sus características, se aprecia su relevancia en todas las ramas del saber que tienen como objeto de estudio al ser humano: metafísica, historia de la filosofía, antropología filosófica y cultural, sociología, semiótica y simbólica, estética, teología, educación y psicología. Sobre este se ha escrito mucho y bien[2]: Platón, Aristóteles, Nietzsche e Isaías son autores que han hecho consideraciones muy interesantes acerca del juego[3].

Para Platón, lo único serio es Dios, digno de toda bienaventurada seriedad, las cosas humanas no merecen ser tomadas en serio. Lo más serio del hombre es ser un juguete de Dios: lo nuestro es jugar al juego divino de las marionetas. Ser un juguete inventado por la divinidad es lo mejor que hay en el hombre, lo más humano.

Platón nos ha legado tres ideas centrales acerca del juego: su distinción de la seriedad, su importancia educativa y su cercanía con lo sacro. Esta última dimensión pone en cuestión el lugar que el juego ocupa en la vida humana. A primera vista, el juego resulta ser en Platón algo conceptualmente

---

[2] R. Yepes, La región de lo lúdico. Reflexión sobre el fin y la forma del juego, en Cuadernos de Anuario Filosófico. Serie Universitaria, n. 30, Pamplona 1996.

[3] Ibid.

inferior a lo serio. Y, sin embargo, él afirma que el hombre debe pasar su vida «jugando los juegos más hermosos». ¿Hay aquí una contradicción? ¿No será que el juego contiene, de modo más perfecto, la esencia de lo serio, del fin deseable (la felicidad), y por ello debe ser jugado como una misión recibida de los dioses? Jesucristo afirmó de los niños que «de ellos es el Reino de los Cielos»[4], porque ellos saben jugar mejor que nosotros y juegan más tiempo porque están eximidos de la necesidad de la *labor* de vivir[5]. Los niños y los ancianos, al no tener la obligación de hacer cosas útiles, tienden a pasar mucho tiempo jugando.

Cuando Tomás de Aquino reflexiona sobre *la felicidad*, afirma que ninguna criatura puede alcanzarla sin moverse hacia ella mediante sus operaciones[6]. El hombre no puede estar inactivo y, menos aún, respecto de su plenitud. La *acción humana*, dirigida a su propia plenitud, muestra con frecuencia dualidades, que no están solo en el ser humano, sino en el universo mismo: vida–muerte, noche–día, sueño–vigilia, sujeto–objeto, bien–mal, gozo–dolor, emoción–razón, cuerpo–espíritu, altura–profundidad, *juego–trabajo*,

---

[4] *Mt* 19, 14.

[5] Ibid.

[6] «Nulla pura creatura convenienter beatitudinem consequitur absque motu operationis, per quam tendit in ipsam», *Suma Teológica*, I–II, q. 5, a. 7.

amor–odio, hombre–mujer, izquierda–derecha, tierra–cielo, medio–fin.

Este libro trata de la dualidad *juego–trabajo* y de la importancia que tiene lograr un adecuado equilibrio entre estas dos actividades para lograr la felicidad. El filósofo Ricardo Yepes llega a afirmar que, cuando no se distinguen bien los dos elementos de esta dualidad, ambas actividades se confunden. Tal confusión es trágica, pues el hombre no solo ha de trabajar, necesita también jugar, *ociar*, descansar, divertirse, cantar. La vida humana es una alternancia de trabajo y juego, pero la frontera entre ambos no está lo suficientemente marcada como para que el hombre sepa siempre distinguirlos. La ética indica que se debe jugar después de trabajar, pues el trabajo es una obligación para lograr los medios de sustentación de la vida personal y familiar. No se puede jugar sin haber terminado el trabajo. Rehuir o posponer el trabajo es una irresponsabilidad[7]. Es la pregunta que hacen los padres cuando sus hijos piden permiso para salir a jugar con los amigos: «¿has hecho los deberes?».

El juego es una actividad que ha estado presente entre los hombres desde su origen hasta el momento actual, y con seguridad le acompañará hasta el

---

[7] R. Yepes, La región de lo lúdico. Reflexión sobre el fin y la forma del juego, en Cuadernos de Anuario Filosófico. Serie Universitaria, n. 30, Pamplona 1996.

final de su existencia. Esta persistencia temporal debe responder a alguna poderosa razón, que se intenta explicar en este libro, y que tiene relación con el principio general que afirma que *el hombre no puede estar inactivo* y, menos aún, respecto a su plenitud[8]. Existe un impulso natural de mejorar para lograr la perfección de las capacidades –*potencias*, en términos metafísicos–, que es la finalidad de la acción –*ergón*, según Aristóteles–, y que produce felicidad. El impulso de jugar, como los demás impulsos, tiene su origen en una necesidad, que hay que satisfacer para lograr el adecuado desarrollo biológico, psicológico y social del individuo, que buscará la manera de satisfacer dicho impulso para evitar el malestar.

De lo dicho se deduce que la extensa difusión y persistencia del juego entre los hombres tiene relación con su capacidad de producir afectos positivos –paz, alegría, ilusión, entusiasmo–, mientras que las actividades que producen afectos negativos tienden a producir rechazo y se evitan. Por lo tanto, el impulso de jugar tiene su origen en la necesidad de sentir afectos positivos y su finalidad es producir y aumentar dichos afectos. Por eso, una persona con vivencias afectivas negativas siente el impulso a jugar para sentirse bien, lo que se considera como un mecanismo de evasión del malestar;

---

[8] Ibid.

pero cuando los afectos negativos –tristeza, ira, miedo, preocupación– son muy intensos, suelen bloquear la capacidad de jugar.

Se puede concluir, por tanto, que el principal motor del juego es la afectividad, no la voluntad, que es el motor que impulsa a realizar las tareas obligatorias que suelen producir malestar y tensión. Además, el juego, por tener como finalidad el disfrute, sirve como antídoto del malestar que acompaña a las obligaciones y responsabilidades de la vida. El ideal para vivir una vida feliz es lograr un «equilibrio entre la obligación y la devoción»; y el juego es una devoción. Como ilustración de la importancia de mantener un adecuado equilibrio entre lo serio y lo lúdico desde la infancia, transcribo el comentario de un amigo veterano maestro de educación infantil sobre el actual aumento de los niños inquietos e hiperactivos en las aulas: «es consecuencia de que los niños no tienen tiempo para jugar al terminar las clases, pues los padres les apuntan a numerosas actividades extraescolares muy útiles para su futuro, y los niños suplen ese déficit de juego yendo a clase a jugar en vez de a trabajar».

La importancia y necesidad del juego en los niños llevó a la ONU a declarar en 1989 que el juego era un Derecho del Niño. El artículo 31 de la Convención sobre los Derechos del Niño establece que: «Los Estados participantes reconocen el derecho del niño al descanso y al esparcimiento, al juego y a las actividades recreativas propias de su edad, y a participar libremente en la vida cultural y en las artes». Este reconocimiento del derecho al juego de los niños fue un paso importante en la promoción de la infancia como un periodo de la vida que debe ser protegido y cuidado. Desde entonces, se han llevado a cabo numerosa iniciativas para garantizar que los niños tengan acceso a espacios seguros y adecuados para jugar, así como a actividades y materiales que fomenten su creatividad, imaginación y su desarrollo físico y emocional.

El juego de los niños tiene algunas diferencias con el de los adultos, pues carece de objetivos o logros concretos, y busca sobre todo el disfrute afectivo, mientras que, en los adultos, sobre todo en los varones, el juego es más competitivo y busca batir a los demás o a sí mismos, y por eso puede provocar malestar afectivo cuando se pierde, lo cual produce rechazo emocional en determinados sujetos. Las mujeres también intentan ganar en sus juegos, pero, sobre todo, buscan establecer relaciones con los demás. El juego de los niños no está totalmente libre de objetivos pues, con frecuencia, juegan para satisfacer la curiosidad de conocerse y conocer a los demás y al entorno.

Como se recoge en el texto de Proverbios citado al inicio de este capítulo, es muy probable que el ser humano, al estar hecho a imagen y semejanza de su Creador, le imite jugando. Además, al ser Padre, Dios quiere que sus hijos disfruten –como lo quieren todos los padres– y haya puesto en el ser humano el impulso de jugar y la capacidad de disfrutar del juego para que mediante esta actividad pueda desarrollar adecuadamente sus capacidades innatas. El juego, por lo tanto, tiene un papel positivo en la vida psicológica de las personas, pues permite disfrutar de la vida y desarrollar las capacidades físicas y psicológicas, realizando actividades agradables y con escaso riesgo de sufrir consecuencias negativas por los fallos y equivocaciones que acompañan el normal proceso de aprendizaje.

Así pues, el juego tiene una gran variedad de propósitos y beneficios, incluyendo el desarrollo de habilidades sociales, cognitivas y emocionales; el fomento de la creatividad y la imaginación; el alivio del estrés y la ansiedad; el aumento de la autoestima y la autoconfianza; y la promoción de la salud física y mental, pues descansa y divierte. Pero, cuanto más cerca del significado primigenio de la palabra *jugar* se esté –lo que hacen los niños cuando juegan–, más cerca se estará de captar su esencia, que conviene conocer para poder jugar bien y así beneficiarse de sus efectos positivos[9].

El juego puede considerarse como un producto de lujo que requiere tener tiempo de ocio. Y,

---

[9] R. YEPES, La región de lo lúdico. Reflexión sobre el fin y la forma del juego, en Cuadernos de Anuario Filosófico. Serie Universitaria, n. 30, Pamplona 1996.

al no ser obligatorio, el tiempo que se dedica a jugar va a depender del aburrimiento, de la saciedad o del simple cambio de humor, que suprimen el disfrute[10].

Por el contrario, una forma de juego útil es el juego como herramienta educativa en la enseñanza de habilidades prácticas y conceptos abstractos, que es una forma eficaz de motivar y comprometer a los estudiantes en el proceso de aprendizaje. En esta línea, es bien conocido el interés de Platón, creciente a lo largo de su vida, por el valor educativo del juego: el término *paideia*, educación en griego, es fonéticamente similar al de *paidia*, juego en griego. *Paidia* significa broma o juego infantil, por oposición a *spoude*, que significa lo noble y lo serio, el bien alcanzado con esfuerzo. En su obra «Leyes» explica en qué consiste una buena *paideia* –educación–, y afirma que forma parte de ella la educación a través del juego, la música y la danza. Y, en «La República», afirma con inusitada energía la importancia de los juegos y de la educación musical en la vida de la ciudad[11].

El juego tiene también una utilidad social, pues es un gran medio de enculturación, es decir, de enseñanza de habilidades y cualidades necesarias

---

[10] R. Caillois, *Los juegos y los hombres, la máscara y el vértigo*, 1995.

[11] R. Yepes, La región de lo lúdico. Reflexión sobre el fin y la forma del juego, en Cuadernos de Anuario Filosófico. Serie Universitaria, n. 30, Pamplona 1996.

para el bien común de los grupos sociales, como son: el respeto a las normas, el trabajo en equipo, la cooperación, el altruismo, la empatía, la tolerancia, la solidaridad, la necesidad de concretar y perseverar en la consecución de objetivos y metas para mejorar. También tiene una utilidad médica, pues los terapeutas lo utilizan para mejorar la calidad de vida de sus pacientes y frenar el deterioro cognitivo de las personas ancianas; y con los niños lo utilizan para el conocimiento, diagnóstico y tratamiento de sus problemas emocionales.

Por todo lo dicho, el juego está considerado como una actividad natural, placentera, que facilita la adaptación del hombre al entorno físico y social, porque contribuye al desarrollo de habilidades útiles para la supervivencia y la mejora de la calidad de vida[12]. Por eso es objeto de estudio de todas las ciencias humanas.

---

[12] I.V. Rivero, *Enrahonar*, en «Quaderns de Filosofía», 56 (2016), pp. 49-63.

2. DEFINICIÓN DE JUEGO

Existen numerosas definiciones del juego; cada una de ellas supone un acercamiento parcial al fenómeno lúdico y ninguna es universalmente aceptada. El juego es aquella actividad que tiene la finalidad de alcanzar una meta u objetivo mediante una secuencia de acciones —movimientos, pasos, retos, etc.— previamente establecidas. Definido de esta manera, el concepto de *juego* parece adecuado para comprender todo lo que denominamos con este término en los animales, en los niños y en los adultos: juegos de fuerza y habilidad, juegos de cálculo y azar, exhibiciones y representaciones.

El diccionario de la RAE lo define como «un ejercicio recreativo sometido a reglas en el cual se gana o se pierde». Así pues, el juego es una actividad humana divertida y beneficiosa que se puede disfrutar por sí misma o como parte de un proceso de aprendizaje o competición. Los juegos pueden ser físicos —deportes— o mentales —juegos de mesa o videojuegos— y pueden ser jugados individualmente o en grupo.

De lo anterior se deduce que los elementos que componen el juego son metas y reglas preestablecidas, habilidades y cierto nivel de azar. El juego tiene un aspecto serio, pues exige un exquisito respeto a las reglas y al azar; por eso se califica de tramposo al jugador que no respeta las reglas o trata de manipular el azar. Pero algo peor que hacer trampas en el juego es no jugar, negarse a jugar o desistir del juego por una excesiva conciencia de su arbitrariedad e ineficacia[1].

En el juego, la persona utiliza todas sus capacidades, pero, sobre todo, emplea la imaginación y la afectividad, y la inteligencia está al servicio de ellas. Por esta razón, el juego tiene las mismas características de la fantasía, que es la imaginación en acción: flexibilidad, adaptabilidad e intensa relación con la afectividad.

El término *juego* tiene su origen en la palabra latina *iocum*, que significa broma o actividad de diversión. La acción propia de jugar –iocari– ha estado asociada a numerosas actividades humanas relacionadas con la diversión y la búsqueda de satisfacción. El término *lúdico* tiene su origen etimológico en la palabra latina *ludus-ludere*. Ambas palabras, *iocum* y *ludum*, se usan indistintamente y significan *broma, recreo, diversión, esparcimiento, alborozo*. Así pues, una actividad lúdica es

---

[1] J.P. Etienvre, *El juego entre rito y misterio*, 1992.

aquella que se realiza con el objetivo de divertirse y pasar un buen rato. Puede ser cualquier tipo de actividad, desde juegos de mesa hasta los deportes, pasando por actividades creativas, como la pintura o la música. Lo importante es que se realice de manera relajada y sin presiones externas. Muchos autores consideran el juego como una actividad natural del ámbito emocional, cuya finalidad es generar satisfacción afectiva; diferente, pero no separada de las actividades biológicas, como la reproducción, la alimentación y el descanso –reposo, sueño–.

Las actividades lúdicas son importantes porque ayudan a liberar el estrés de la vida, mejoran la capacidad de concentración y la creatividad y fortalecen las relaciones interpersonales al ser ocasión de compartir momentos agradables con amigos y familiares. Además, son una forma saludable y positiva de ocupar nuestro tiempo libre y mantener la mente activa. Las realizan personas de todas las edades, culturas y épocas, aunque predomina en los niños y ancianos. Algunos autores afirman que el juego de los primeros años de la vida obedece a la necesidad afectiva de tener vínculos emocionales positivos con los demás, al tiempo que permite poner a prueba escenarios imaginarios y explorar el entorno, lo cual facilita el conocimiento y la adaptación a la realidad. Fantaseando y jugando, los humanos probamos los límites de nuestras capacidades y conocemos las dificultades de las tareas, asumimos roles, aprendemos y desafiamos las normas, y medimos la propia resistencia física y mental.

Muchos juegos se repiten en la mayoría de las sociedades, y la razón es su capacidad de satisfacer bien las necesidades psicosociales del ser humano, aunque hay ligeras diferencias en el modo de jugar entre culturas. El juego se ha seguido practicando en los momentos más difíciles de la historia: durante guerras, epidemias o crisis económicas. Una explicación a este hecho puede ser el papel beneficioso del juego en el bienestar psicológico de las personas cuando sufren penalidades y malestar.

El estudio del juego de los animales permite conocer algunas características naturales de esta actividad que el hombre comparte con ellos. Así, se sabe que los *animales no gregarios* juegan, sobre todo durante la etapa infantil, como medio de aprendizaje psicomotriz y experimental; mientras que los animales adultos lo hacen en relación con la reproducción en el denominado «cortejo». Los *animales gregarios* añaden a estas conductas lúdicas juegos que tienen la finalidad de adquirir estatus y establecer roles y relaciones dentro de la manada. Estas finalidades del juego de los animales se dan también en los humanos, pero enriquecidas por su superior capacidad cognitiva.

3. CARACTERÍSTICAS DEL JUEGO

La mayoría de las definiciones describen las características comunes a todos los juegos. Estas son: acción libre; espontánea; imaginativa y creativa; acción ficticia –es un mundo irreal–; acción desinteresada; intrascendente e improductiva –quien busca una finalidad al juego no es un auténtico jugador–; acción segregada –se circunscribe dentro de unos límites espaciales y temporales–; acción de resultado incierto –puesto que el final está sin determinar–; acción sometida a reglas aceptadas libremente –las reglas son imprescindibles y sin ellas no es posible el juego, son arbitrarias y convencionales, definen lo que el juego es o no es y delimitan lo permitido y lo prohibido–; acción que se acompaña de un sentimiento de excitación y alegría –es agradable–, y de la conciencia de *ser* en un modo diferente al de la vida corriente[1].

---

[1] R. Caillois, *Los juegos y los hombres, la máscara y el vértigo*, 1995.

A continuación se explican con más detalle las características del juego según Huizinga y Caillois, dos de los autores más citados en este campo.

El autor que más ha estudiado el juego humano es el historiador y filósofo holandés Johan Huizinga, que lleva a cabo el primer estudio académico del juego con el objetivo de conocer su esencia, lo más peculiar. Las conclusiones de su estudio las expone en su libro *Homo Ludens*, expresión latina que significa «el hombre jugador o el hombre que juega», publicado en 1938, reeditado muchas veces, traducido a muchas lenguas y considerado como el primer texto académico dedicado al juego. Con ese título, Huizinga pone el juego al nivel de las actividades humanas de pensar –*Homo sapiens*– y de trabajar –*Homo faber*–. Afirma que el juego es una actividad espontánea que surge por un impulso natural para adquirir experiencias que amplíen la conciencia del entorno, pero que evoluciona hasta ser una actividad planeada y estructurada como una disciplina. Esta actividad, al incorporar la competencia entre los jugadores, da lugar al deporte, que es una actividad común a toda cultura desde la antigüedad y base del desarrollo del ser humano civilizado.

En el prólogo de su libro, Huizinga dice que: «Hace tiempo que ha ido cuajando en mí la convicción de que la cultura humana brota del juego y en él se desarrolla». Con esto quiere decir que el espíritu lúdico está presente en todas las formas de la cultura humana. Y llega a afirmar que: «La verdadera cultura nace en forma de juego, y *únicamente* cuando el hombre juega es cuando crea verdadera cultura». En el cuerpo del libro describe las características fundamentales del juego –Tabla 1–, se recrea en demostrar su importancia en el desarrollo de la civilización e intenta probar que la función del juego va más allá del mero placer, pues contribuye al desarrollo de la persona y de la sociedad, al configurar muchos aspectos de la cultura como son el lenguaje, el arte, la religión y la política.

Tabla 1. Características fundamentales del juego según Huizinga

- acción u ocupación libre;

- situada fuera de la vida cotidiana –con la conciencia de ser de otro modo que la vida corriente–, situada en el ámbito o la región de lo lúdico;

- acción cuyo fin es sí misma, pues no está unida a un interés material –su finalidad es jugar–;

- que se realiza dentro de un tiempo y de un espacio definidos a propósito;

- que se ejecuta según unas reglas absolutamente obligatorias, aunque libremente aceptadas;

- que se acompaña de un sentimiento de excitación y alegría, que invade completamente al jugador –que se lo toma muy en serio–;

- que suscita relaciones sociales, que se rodean de misterio o exigen disfrazarse para acentuar su diferencia del mundo cotidiano.

Huizinga, en su búsqueda de la *esencia del juego*, afirma que el *espíritu lúdico* es algo inmaterial relacionado con la capacidad creativa e imaginativa humana, pues en el juego hay que *crear* la apariencia o la ficción de ser algo que no se es; hacer *como si* se es algo/alguien diferente al que se es en la vida cotidiana, con la sola intención de divertirse[2]. Como consecuencia de dicha esencia, distingue dos tipos de juego: uno *verdadero* y otro *falso*, que equivale a distinguir entre *lo lúdico* y *el juego*. El *juego verdadero* es el de los niños y el de los adultos cuando lo hacen con la actitud de

---

[2] I.V. Rivero, *Enrahonar*, en «Quaderns de Filosofía», 56 (2016), pp 49-63.

los niños, es decir, cuando se juega con el espíritu lúdico. *El falso* es el juego con intereses materiales que comprende los deportes y los juegos de azar.

Por esta división del juego, Huizinga recibirá en 1958 la primera gran crítica por parte del sociólogo francés Rober Caillois, que afirma: «la obra de Huizinga no es un estudio de los juegos, sino una investigación sobre la fecundidad del espíritu del juego en el ámbito de la cultura y, más concretamente, del espíritu que preside una cierta especie de juegos: los de competición reglamentada». Y añade: «Huizinga escribe sobre lo lúdico, pero no sobre el juego»[3].

Caillois acepta gran parte de la definición de Huizinga y, en especial, que la diversión es el sentido principal del juego, pero rechaza la exclusión de los juegos con un interés material, porque deja fuera un gran número de juegos. Su elenco de características del juego es similar al de Huizinga –Tabla 2–. Este autor, al utilizar un lenguaje llano, sencillo y fenomenológico, ha conseguido que sus dos tipos de juegos –*paidia y ludus*– se hayan difundido más que la distinción de Huizinga entre *lo lúdico* y *el juego*.

Caillois considera la *paidia* como la actividad lúdica con el menor grado de organización y complejidad, que es impulsada por un principio básico

---

[3] Ibid.

de vitalidad, diversión, improvisación y despreo-cupación. Y la considera como la manifestación espontánea del instinto de juego, necesidad elemental de movimiento y ruido, siendo la diversión su finalidad. Para él, el juego *paidia* solo existe cuando los jugadores tienen el deseo de jugar, y juegan con la intención de divertirse, es decir, para apartarse de la actividad seria y útil del trabajo, por lo que se juega en los tiempos de ocio. De algún modo, el concepto de *paidia* de Caillois se solapa con la noción de *lo lúdico* de Huizinga. Por el contrario, el *ludus* es el complemento y la educación de la *paidia*, a la que disciplina y enriquece. Según Caillois, cuando aparecen las reglas en el juego es cuando surgen los cuatro tipos de juegos (*agon, alea, ilinx y mimicry*) y el motivo para jugar ya no es solo divertirse, sino divertirse resolviendo una dificultad creada a propósito[4].

Tabla 2. Características principales del juego según Caillois

- actividad libre —el jugador no puede ser obligado—;

- segregada —enmarcada en unos estrictos límites de tiempo y espacio—;

---

[4] Ibid.

- incierta –con un resultado desconocido de antemano, que depende de la habilidad, de la suerte y de la inventiva del jugador–;

- improductiva –no se crean bienes ni riqueza, a lo sumo se trasladan de una mano a otra–;

- regulada –sometida a reglas arbitrarias, imperativas e inapelables–;

- ficticia –sin relación con la vida real–.

El concepto de juego de Huizinga y de Caillois es más restrictivo que el empleado por los autores de la moderna «Game Theory» o «teoría de los juegos»[5], que extiende el término de juego a casi

---

[5] La «teoría de juegos» es una rama de las matemáticas aplicadas que se utiliza para estudiar las interacciones estratégicas entre diferentes individuos o agentes en situaciones de toma de decisiones. Esta teoría se ha vuelto especialmente relevante en el campo de la economía, ya que permite analizar y predecir el comportamiento de los agentes en distintos escenarios económicos, como los mercados de oligopolio y duopolio. La teoría de juegos se basa en la idea de que las decisiones de los individuos no solo dependen de sus propios intereses y preferencias, sino también de las decisiones tomadas por otros individuos involucrados en la misma situación. Esto implica que las decisiones de uno pueden afectar a las opciones y los resultados de los demás. La teoría de juegos ha sido aplicada en una amplia variedad de campos, más allá de la economía. Por ejemplo, ha sido utilizada en biología evolutiva para estudiar la evolución de la cooperación y la competencia entre especies. También ha sido aplicada en ciencia política para analizar las interacciones estratégicas entre diferentes actores

toda actividad libre sometida a reglas y a unas representaciones simbólicas, cuyo fin es obtener cooperativamente determinados bienes o placeres no estrictamente biológicos, como el lenguaje, la economía y el mercado, el derecho, la participación en una tarea colectiva de tipo laboral o institucional. De esta manera, la teoría de juegos se transforma en una «teoría de la toma de decisiones». Este uso amplio del término borra las fronteras entre el juego y el trabajo y su versión más radical lleva a la conclusión de que, si todo puede ser juego, no hay nada verdaderamente serio en la vida.

El diseñador de juegos Jesse Schell define el juego describiendo diez características que sirven a la vez para definir lo que es un juego y para evaluar si un sistema se puede considerar juego o no. Según Shell, solo los sistemas que cumplan todas y cada una de estas características pueden llamarse juego –Tabla 3–.

---

políticos. Otros campos de aplicación incluyen la informática, la psicología y la sociología. Uno de los juegos más estudiados en la teoría de juegos es el dilema del prisionero, que analiza los incentivos que tienen dos sospechosos de un delito para delatarse mutuamente o permanecer en silencio. En este juego, cada prisionero persigue su propio interés y, aunque la mejor estrategia para ambos sería no delatarse, la lógica del juego lleva a una situación en la que ambos prisioneros se delatan mutuamente y reciben una condena mayor. La teoría de juegos ha sido desarrollada por varios investigadores a lo largo del tiempo, entre ellos destacan John von Neumann y Oskar Morgenstern, quienes publicaron la primera obra sobre teoría de juegos en 1944. Además, John Nash recibió el Premio Nobel por su análisis del equilibrio en los juegos no cooperativos, lo que contribuyó en gran medida al avance de esta teoría.

Tabla 3. Decálogo descriptivo del juego de Jesse Schell[6]

1. Al juego se entra deliberadamente.

2. Los juegos tienen metas.

3. Los juegos tienen conflictos.

4. Los juegos tienen reglas.

5. En el juego puedes ganar o perder.

6. Los juegos son interactivos.

7. Los juegos tienen retos.

8. Los juegos pueden crear su propio valor interno.

9. Los juegos enganchan a los jugadores.

10. Los juegos son sistemas formales, cerrados.

---

[6] Jesse N. Schell es un diseñador de videojuegos, autor estadounidense y profesor distinguido de Tecnología de Entretenimiento en el Centro de Tecnología de Entretenimiento de la Universidad Carnegie Mellon. En 2002, Schell fundó Schell Games, una empresa de diseño y desarrollo de juegos educativos y de entretenimiento. Actualmente se desempeña como CEO de la compañía que es la mayor desarrolladora de juegos educativos y de entretenimiento en los Estados Unidos. Schell es conocido por sus conversaciones sobre diseño de juegos y por ser el autor del aclamado libro *The Art of Game Design: A Book of Lenses*.

Algunos expertos –Coubertain, Demeny, Cagigal, Parlebas– han diferenciado el juego del deporte y afirman que la característica diferencial del deporte es ser una actividad motriz o intelectual que busca la competición entre personas o con uno mismo –deporte individual o por equipos–; sometida a unas reglas bien definidas e incluida en un organismo nacional o internacional.

En sentido amplio, el deporte se ha definido como la actividad que se realiza con la finalidad de mejorar la salud, la forma física y el bienestar mental de una persona. Y, según José María Cagigal, el deporte es una actividad competitiva en la que intervienen la destreza física, la estrategia y la suerte, o cualquier combinación de esos elementos[7].

La práctica regular de deporte puede mejorar la autoestima, reducir el estrés y la ansiedad, y fomentar la socialización y la cooperación[8].

Podemos concluir, por tanto, que la definición de juego es un asunto bastante complejo. Aunque a nivel estructural los autores coinciden en gran parte, a nivel de objetivos existe una mayor discrepancia; mientras unos afirman que el juego ha de servir como simulación y que su objetivo es diver-

---

[7] J.M. CAGIGAL, *Ocio y deporte en nuestro tiempo* (1971), pág. 27.

[8] G. REMÍREZ MACÍAS, *Deporte vs juego. A la búsqueda de un concepto integrador* (2006).

tir, otros dejan abierta la posibilidad de que haya más objetivos, como veremos a continuación al describir los tipos de juego.

4. TEORÍAS DEL JUEGO

Una teoría es un conjunto organizado de ideas que explican un fenómeno y son deducidas de la observación, la experiencia y el razonamiento lógico sobre ese fenómeno. No existe una única teoría del juego que sea aceptada por todos los expertos, debido a las muchas diferencias y variedades existentes en cuanto a complejidad, objetivos y funciones.

Las teorías del juego existentes son explicaciones que intentan ayudar a comprender el fenómeno lúdico, su función, motivaciones y efectos en los individuos y en la sociedad. Para Platón, el juego es la principal actividad con la que se aprende a vivir una vida que es humana; mientras que, para Aristóteles, es la actividad que divierte y permite descansar del trabajo. En su obra *Ética a Nicómaco* afirma: «el juego es una pausa, una medicina para la fatiga del trabajo. El hombre juega no con vistas a lograr un fin, sino por el placer que lleva consigo, y para descansar del esfuerzo que supone el trabajo de lograr fines»[1].

Desde los sabios griegos, otras muchas personas han elaborado teorías del juego, algunas de las más citadas en la historia de la psicología se recogen en el Anexo II. A continuación, se exponen de modo breve las principales teorías del juego.

Teoría del juego como aprendizaje: el juego es una forma fundamental de aprendizaje para los seres humanos y los animales. A través del juego, los individuos desarrollan las habilidades físicas, cognitivas y sociales necesarias para la supervivencia y la adaptación a su entorno. En esta línea está la teoría de Platón.

Teoría del juego como expresión cultural: el juego refleja y transmite valores, normas y tradiciones de una cultura específica. Los juegos pueden ser una manifestación simbólica de la identidad y las creencias de un grupo social.

Teoría del juego como liberación emocional: el juego proporciona un espacio seguro para liberar emociones y tensiones acumuladas, per-

---

[1] R. YEPES, «La región de lo lúdico. Reflexión sobre el fin y la forma del juego. Cuadernos de Anuario Filosófico», en Serie Universitaria, n. 30 (1996), Pamplona.

mitiendo a las personas expresar sus deseos y emociones de manera controlada y sin riesgos.

Teoría del juego como evasión y entretenimiento: el juego sirve como una forma de escape de la realidad cotidiana para, así, descansar de ella, a la vez que proporciona el antídoto del entretenimiento y diversión. El precursor de esta línea es Aristóteles.

Teoría del juego como desafío y competencia: el juego proporciona oportunidades para el desafío, la competencia y la superación de obstáculos con un menor riesgo que en la vida real.

Teoría del juego como socialización y cohesión social: el juego facilita la interacción social, la formación de relaciones y la cohesión grupal. A través del juego, las personas establecen vínculos, desarrollan habilidades sociales y facilitan la integración en la sociedad.

Teoría del juego como simulación y ensayo: el juego proporciona un espacio para simular situaciones de la vida real y practicar habilidades necesarias para vivir. Esta simulación permite a los individuos experimentar escenarios y tomar decisiones sin las consecuencias negativas que pueden darse en la vida real.

Estas teorías ofrecen diferentes perspectivas para comprender la naturaleza y la importancia del juego en la experiencia humana; y su relación con aspectos de desarrollo personal, emocionales, sociales y culturales que proporcionarán una visión más amplia para su comprensión y estudio.

5. TIPOS DE JUEGO

Para simplificar un poco la gran diversidad de juegos existentes, los agruparemos en dos apartados. En el primero, se recogen los juegos de la clasificación clásica de Roger Caillois de juegos *paidia* y *ludus*. En el segundo, se expone la moderna clasificación de los juegos que se agrupan según los escenarios, dimensiones y plataformas del juego.

5.1. Clasificación clásica de Caillois

El número y la variedad de los juegos es enorme, por eso es difícil hacer una clasificación de todos los tipos que sea aceptada universalmente. El profesor Rafael Gómez Pérez afirma que, en su opinión, la más ingeniosa y completa clasificación es la de Roger Caillois, recogida en su libro *Los juegos y los hombres: la máscara y el vértigo* (1958). Este escritor, crítico literario y sociólogo francés, agrupa los juegos en dos categorías: *Paidia Ludus* –Tabla 4– y las considera como dos caras de una moneda que se diferencian según el modo de jugar. En el *Ludus* distingue cuatro tipos de juegos y asigna a cada uno un nombre griego o latino: *Agón, Alea, Mimicry, Ilinx*.

Tabla 4. Las dos categorías de juego de Caillois

1. *Paidia*[2]: es el juego por mera diversión y disfrute de la acción de jugar. Es un juego de improvisación, de rol y de fantasía. Es un juego libre, despreocupado y espontáneo, sin demasiadas reglas o sin ninguna de ellas. Mediante la *paidia* se manifiesta una fantasía espontánea y un espíritu de diversión creativo e infantil de jugar sin límites y de forma improvisada.

2. *Ludus*[3]: es el juego propiamente dicho, con reglas inviolables, que exige esfuerzo, ingenio y destreza. Es un juego controlado, una diversión regulada. El *ludus* trata

---

[2] *Paidia*: deriva del griego *paidós*, que significa «niño».

[3] *Ludus*: es una palabra del latín que tiene varios significados, según el contexto. Uno de los significados principal es el de juego, actividad que se realiza por disfrute y diversión. En la Antigua Roma, esta palabra se usó para referirse a una gran variedad de juegos y deportes, que incluían los juegos de gladiadores y las carreras de carros. Otro significado es la actividad que los niños realizaban en las escuelas romanas cuando aprendían a leer, escribir y a calcular.

> acerca de los manuales, los turnos de juego, los límites y los objetivos a conseguir mediante pasos regulados. El *ludus* es, pues, la *paidia* domesticada.

La máxima expresión de la *paidia* en la vida real es ver a unos niños jugando en unos columpios de un parque cualquiera. En ese entorno no necesitan ningún tipo de reglas u objetivos. El simple hecho de tirarse por un tobogán o moverse en un balancín es suficiente, pueden hacerlo todas las veces que quieran, sin preocupaciones, sin manuales ni límites, de forma totalmente libre.

En los videojuegos se dan también estos dos tipos de juegos: de estrategia y los juegos de rol –RPG[4], Rol Paying Game– son puro *ludus*.

Los *sandbox*[5] o las plataformas 3D dan mucho margen a la *paidia* –el juego espontáneo y sin límites–. Disparar a alguien en «Grand Theft Auto[6]», hacer *parkour*[7] por los techos de Florencia en «Assasin's Creed[8]» o jugar a fútbol con un *durión* en

---

[4] *RPG*: significa *Rol Playing Game*, es decir, juego de Rol. El jugador adopta el papel de un personaje que puede avanzar, evolucionar y cambiar en un mundo con enemigos, tiendas, objetos para vender o usar y ataques especiales.

[5] Anexo I.

[6] Anexo I.

[7] Anexo I.

[8] Anexo I.

«Super Mario Sunshine[9]» es *paidia* –Tabla 5–. Son acciones que llevamos a cabo de forma espontánea, no forman parte necesariamente de los objetivos del juego y son divertidas por sí mismas.

Pero tanto en «Grand Theft Auto», «Assasin's Creed» o «Super Mario Sunshine» también hay un componente de *ludus* nada despreciable. Estos videojuegos poseen mundos abiertos[10] que permi-

---

[9] Anexo I.

[10] Según Jean Pierre Etienvre, «juegos abiertos» se juegan para seguir jugando, los considera juegos de segundo grado o metafóricos; mientras que los juegos cerrados se juegan para ganar y con el final de la partida se termina el juego. En el caso de los videojuegos, los términos «juegos abiertos» y «juegos cerrados» son utilizados para describir diferentes enfoques en el diseño y acceso a los videojuegos.

«Juegos abiertos»: son aquellos que ofrecen a los jugadores una mayor libertad y flexibilidad en términos de juego y decisiones. Estos juegos suelen tener un mundo virtual o entorno de juego expansivo y permiten a los jugadores explorar y tomar decisiones que afectan la historia y el desarrollo del juego. Suelen brindar múltiples rutas y enfoques para alcanzar los objetivos y permiten a los jugadores experimentar y jugar de la manera que prefieran. Algunos ejemplos populares de juegos abiertos son la serie «Grand Theft Auto», «The Elder Scrolls V: Skyrim» y «Minecraft».

«Juegos cerrados»: son aquellos que tienen una estructura más lineal y restringida. Suelen tener una historia o un camino predefinido, que los jugadores deben seguir. La progresión en el juego está más limitada y los jugadores tienen menos opciones en términos de exploración y toma de decisiones. Los juegos cerrados suelen tener un enfoque más dirigido hacia la narrativa y pueden ofrecer una experiencia más lineal y cinematográfica. Algunos ejemplos de juegos cerrados son la serie «Uncharted», «The Last of Us» y «God of War». Estos términos no son mutuamente excluyentes y muchos juegos pueden combinar elementos de ambos enfoques. Algunos juegos pueden tener una estructura principal cerrada, pero ofrecer elementos de mundo

ten jugar sin límites, pero se apoyan en una serie de misiones con objetivos concretos y, aunque se pueden ignorar los objetivos, siempre están ahí. También sus tutoriales forman parte de su *ludus,* pues indican cómo se debe jugar, quitando espontaneidad al juego.

Un videojuego puramente *paidia*, sin rastro alguno de *ludus,* tendría que ser un juego sin tutoriales, sin reglas, incluso sin objetivos regulados, donde los propios jugadores son los que juegan espontáneamente con el entorno y con los elementos de juego, marcando sus propios objetivos, como los niños hacen en los parques. Un videojuego de este tipo sería un gran parque online con jugadores provenientes de todo el mundo divirtiéndose con acciones espontáneas y sencillas, interactuando entre sí y fijando objetivos improvisados y sin límites. Al buscar un videojuego puramente *paidia*, uno piensa en videojuegos creativos de construir y compartir como «Garry's Mod[11]», «Little Big Planet[12]» o «Minecraft[13]», aunque también tienen un pequeño aspecto de *ludus*. El elevado grado de

---

abierto o áreas explorables adicionales. La elección entre un juego abierto y uno cerrado dependerá de las preferencias individuales de los jugadores y de lo que busquen en su experiencia de juego.

[11] Anexo I.

[12] Anexo I.

[13] Anexo I.

paidia es la clave del éxito de «Minecraft», que es una especie de gran parque online[14].

Tabla 5. Ejemplos de juegos parkour[15]

1. «Mirror's Edge: Catalyst»: es uno de los videojuegos más populares del género *parkour*. El jugador se pone en la piel de *Faith*, una corredora que se mueve a través de una ciudad futurista utilizando habilidades de *parkour* para superar los obstáculos.

2. «Assassin's Creed: Unity»: es un videojuego de aventuras en tercera persona, que tiene un enfoque importante de *parkour*, pues permite correr por paredes, escalar edificios y hacer saltos increíbles.

3. «Dying Light»: es un videojuego de supervivencia en un mundo abierto lleno de zombis. El jugador, además de luchar contra los no-muertos, utiliza habilidades de *parkour* para escapar de ellos y explorar la ciudad.

---

[14] B. Edu http://zonadelta.net/cartridgeinside/paidia-y-ludus/, 31 marzo (2015).

[15] ChatGPT.

4. «Prince of Persia: The Sands of Time»: un clásico videojuego de *parkour* en el que el jugador tiene que correr, saltar, trepar y balancearte para superar los niveles.

5. «Super Mario Odyssey»: aunque no es propiamente un videojuego de *parkour*, tiene secciones en las que el jugador utiliza habilidades de *parkour* para superar obstáculos y llegar al final de la etapa.

Los cuatro tipos de *ludus* de Caillois se diferencian según predomine uno de los cuatro elementos del juego: competencia, suerte, simulación y vértigo.

1. En el juego *Agon*[16] predomina la competencia. Este tipo de juego se basa en la competición entre jugadores, que luchan en un entorno artificial para que, en igualdad de condiciones, puedan demostrar su habilidad. Se premian los méritos personales (fuerza, destreza, velocidad, ingenio) y gana quien es perseverante en el arduo entrenamiento, que lleva a dominar una disciplina. Comprende casi todas las competiciones deportivas, juegos

---

[16] *Agon* –en griego clásico, ἀγών– es una palabra del griego antiguo que significa contienda, malestar nocturno o pesadilla.

como el ajedrez, el «Go»[17] o videojuegos donde se avanza según se van mejorando las habilidades, ya sea en la lucha física o en la resolución de dificultades.

2. En el juego *Alea*[18] predomina la suerte. *Alea* es el nombre latino para el juego de dados. Este tipo incluye los juegos que dependen del puro azar, de la suerte. A diferencia del *agon*, la habilidad del jugador no es útil, pues ganar o perder depende únicamente de la suerte. Por lo tanto, en estos juegos todos los jugadores están en igualdad de condiciones. El jugador confía en todo menos en sí mismo y no vence a un oponente, sino al destino o al azar. La suerte puede decidirse de diversas maneras: por dados, cartas, ruletas. Dentro de esta categoría es-

---

[17] Anexo I.

[18] Alea: la palabra *alea* proviene del latín y se refiere a un juego de azar. En la antigua Roma, los romanos jugaban juegos de azar con dados y utilizaban la palabra *alea* para describir el acto de tirar los dados y apostar en el resultado. Con el tiempo, la palabra *alea* también llegó a ser utilizada para referirse a la idea de la suerte o el destino incierto, y se convirtió en parte del lenguaje común en muchas lenguas modernas, incluyendo el español. Es conocida la expresión latina *alea ianta est* −o *alea jacta est*−, que significa «se echó el dado», «el dado fue lanzado» o, más propiamente en español, «la suerte está echada». Es una expresión atribuida por Suetonio a Julio César en el momento que este cruzara el río Rubicón en el norte de Italia, límite entre Italia (territorio metropolitano de Roma) y la Galia Cisalpina, provincia que le había asignado el Senado romano. Esta frase aparece en la obra de Suetonio *Vidas de los doce césares,* si bien redactada como *Iacta alea est.*

tán las loterías, los juegos de ruleta y de dados, y casi todos los juegos que se realizan en casinos, pero también otros, como el juego de la oca o serpientes[19] y escaleras[20]. En los juegos de puro azar, los jugadores no interactúan de ningún modo, ni intervienen en la toma de decisiones, por lo que muchos autores, entre ellos Huizinga, consideran que no son juegos.

Algunos juegos combinan *agon* –competición– y *alea* –suerte–, como los juegos de cartas, el parchís, el monopoly, los trivials.

3. En los juegos *Mimicry* predomina la simulación. *Mimicry* es la palabra inglesa usada para designar el mimetismo de los insectos. Son juegos en los que el jugador simula ser un personaje distinto al real y acepta las consecuencias de sus acciones. El jugador asume una personalidad distinta a la propia –piratas, superhéroes–, y se comporta de acuerdo con su nueva identidad. Este tipo de juego reinventa a la persona y genera un universo ficticio en el que se sumerge y vive una nueva experiencia.

El ser humano desde la infancia juega a este tipo de juego: la niña es madre o enfermera o cocinera, y el niño es *superman* o torero o médico. En general, los niños juegan a ser mayores, imitando lo que ven hacer a los mayores, y así van adquiriendo las habi-

---

[19] Anexo I.
[20] Anexo I.

lidades de una persona adulta que les facilitará vivir una vida sana y exitosa. Puede considerarse como una forma de enculturación, que queda reflejado en el significado compartido de las palabras jugar, actuar e interpretar en varios idiomas: *play* en inglés, *jouer* en francés y *spielen* en alemán.

El impulso mimético está latente también en los carnavales, en *Halloween* y, por supuesto, en el teatro, el cine y la televisión. La regla común de estos juegos es la prohibición de salir del papel. Se ha de poder mantener la ilusión de ser otro durante todo el juego.

En esta categoría se incluyen los juegos de rol, tanto reales como digitales, y los juegos de simulación en los que el jugador crea entornos y personajes sin un objetivo concreto, más allá del que uno mismo se marque, como con «Lego»[21] o en «Minecraft». El juego de rol es una forma natural de creatividad, pues se transforma la realidad en otra cosa, o, mejor dicho, la realidad simboliza otra cosa de lo que realmente es.

La escritora Agatha Christie en los primeros capítulos de su autobiografía explica que, al ser hija única, para no sentirse sola en sus juegos infantiles, hacía que los muebles y objetos de su casa fuesen personajes a los que daba vida en su imaginación para que jugasen con ella. Este juego de

---

[21] Anexo I.

roles le permitió desarrollar su fantasía, que fue su gran aliada para crear las tramas de sus novelas. Menchen y Melendo afirman que este modo de jugar es connatural al niño: «el juego *con otros* es connatural a la persona, por eso el niño, cuando juega solo, tiende a construir escenarios y otros personajes con los que dialogar y relacionarse».

Hay muchos psicólogos que afirman la estrecha relación entre el juego y la imaginación –fantasía–: Kinger dice que el «juego y la fantasía tienen un origen común»; Piaget considera a la fantasía como un juego interior. Singer dice que «el juego es una manifestación externa de la fantasía». Vygotsky afirma que «la imaginación creativa tiene su origen en el juego de los niños». Pero, en el juego de roles, además de la imaginación, se activan y se desarrollan tres tipos de procesos psicológicos: cognitivos, afectivos y sociales –o interpersonales–.

Este tipo de juego tiene el peligro, que se ha de advertir y prevenir, de que el jugador pase a jugar su papel en su vida real y no viva su papel real, lo que afectaría negativamente a su adaptación a la realidad y correría el riesgo de ser rechazado socialmente.

4. En los juegos *Ilinx* se busca la sensación de vértigo. *Ilinx* en griego significa el torbellino o remolino de agua. Se trata de juegos en los que la acción produce unas percepciones sensoriales intensas y excitantes, debidas a liberación de adrenalina por el sistema vegetativo simpático.

El niño empieza muy pronto este tipo de juego, por ejemplo, cuando juega a marearse dando vueltas sobre sí mismo o haciendo piruetas con su cuerpo. Cuanto mayor es el riesgo –real o percibido–, mayor será el sentimiento de excitación. Caillois incluye en esta categoría los clásicos aparatos de feria y parques de atracciones. Hoy en día se incluyen las actividades de riesgo como el parapente[22] o el snowboard[23], así como las carreras de coches o motos, las acrobacias con la bicicleta, los patines, el skate y los videojuegos que sean difíciles en extremo y exigen una intensa atención. En estos últimos juegos se mezcla el *ilinx* con el *agon*.

5.2. Clasificación moderna de los juegos según escenarios, dimensiones y plataformas

En las dos últimas décadas, en paralelo al rápido desarrollo de la tecnología computacional, han salido al mercado numerosos videojuegos que rápidamente se han difundido entre la gente joven de todo el planeta. Su clasificación permite ordenarlos en categorías y así facilitar su explicación. Esta clasificación se estructura en torno a tres condiciones diferentes de los juegos, sobre todo, de los videojuegos: los escenarios, las dimensiones y las plataformas del juego.

---

[22] Anexo I.
[23] Anexo I.

5.2.1. *Tipos de juegos según los escenarios del juego*

Los escenarios del juego son los entornos, mundos o contextos en los que se desarrolla la acción de un juego. Varían por su complejidad, estilo artístico, temática y narrativa. La elección del escenario es crucial para establecer la atmósfera y la inmersión en la experiencia de juego. En la Tabla 6 se recogen algunos de los escenarios de juego más frecuentes.

Tabla 6. Escenarios de juego[24]

1. **Fantasía medieval:** son escenarios que evocan un mundo de fantasía inspirado en la Edad Media, con castillos, dragones y héroes en una ambientación mítica y mágica. Ejemplos: «The Elder Scrolls», «Dungeons & Dragons».

2. **Ciencia ficción:** son escenarios futuristas y tecnológicamente avanzados que exploran temas de ciencia, antropología, inteligencia artificial y posibles futuros de la humanidad. Ejemplos: «Mass Effect», «Halo», «Cyberpunk 2077».

---

[24] ChatGPT.

3. **Históricos:** son escenarios que se basan en eventos, épocas o lugares históricos, proporcionando una visión precisa o fantástica del pasado. Ejemplos: «Assassin's Creed», «Total War».

4. **Post-apocalíptico:** son mundos devastados después de un evento catastrófico, como guerras nucleares, pandemias o desastres naturales donde los sobrevivientes luchan por su supervivencia y la reconstrucción del mundo. Ejemplos: «Fallout», «The Last of Us».

5. **De mundo abierto:** son escenarios expansivos y abiertos donde los jugadores pueden explorar libremente un mundo detallado y diverso, realizando múltiples actividades y misiones. Ejemplos: «Grand Theft Auto V», «The Legend of Zelda: Breath of the Wild».

6. **Realidad virtual –Virtual Reality–:** son escenarios diseñados específicamente para la realidad virtual, ofreciendo una experiencia inmersiva en la que los jugadores pueden interactuar de manera realista en un ambiente de tres dimensiones (3D). Ejemplos: «Beat Saber», «VRChat».

7. **Surrealista y onírico:** son mundos que desafían las leyes de la física y la realidad, creando entornos psicodélicos y surrealistas donde lo imaginario es la norma. Ejemplos: «Psychonauts», «Alice: Madness Returns».

8. **Deportes y carreras:** son escenarios basados en deportes tradicionales o carreras, que ofrecen simulaciones realistas o versiones estilizadas de eventos deportivos. Ejemplos: «FIFA», «NBA 2K», «Gran Turismo».

5.2.2. Tipos de juegos según las dimensiones del juego

La dimensión de los videojuegos es el conjunto de características de diseño y temática que determina la experiencia emocional y social del juego. En la Tabla 7 se exponen algunas de las dimensiones básicas de los videojuegos.

Tabla 7. Dimensiones del juego[25]

1. **Mecánica de juego –Game Mechanics–:** son las reglas, sistemas y estructuras que definen cómo se juega y cómo interactúan los jugadores con el juego. Incluye

---

[25] ChatGPT.

movimientos, puntuaciones, turnos, objetivos, recursos y cualquier otro elemento que afecte a la manera de jugar.

2. **Estética –Game Aesthetics–:** se refiere a los aspectos visuales, auditivos y artísticos del juego que contribuyen a la experiencia estética, como gráficos, música, diseño de personajes, diseño de niveles y estilo artístico.

3. **Narrativa –Storytelling–:** es la trama, la historia y los eventos que se desarrollan a lo largo del juego. Incluye personajes, conflictos, giros argumentales y la forma en que se cuenta la historia.

4. **Emocional –Emotional Dimension–:** está relacionada con las emociones y sentimientos que el juego evoca en los jugadores, como la pena, el miedo, la ira, la sorpresa, la frustración y la alegría.

5. **Sociocultural –Sociocultural Dimension–:** incluye la interacción social que se produce durante el juego. Incluye cómo se relacionan entre sí los jugadores, cómo se crean comunidades y culturas dentro del juego y cómo se acatan o se desafían las normas y valores sociales en el juego.

6. **Inmersiva –Immersion–:** es la sensación de estar completamente inmerso en el mundo del juego, perdiendo la conciencia del entorno real. Puede ser una inmersión visual, auditiva, narrativa o emocional.

7. **Interactividad –Interactivity–:** se refiere a la capacidad de los jugadores para influir en el juego, para tomar decisiones y ver cómo esas decisiones afectan a la historia, a la manera de jugar y a los resultados.

8. **Motivacional –Motivation–:** es la fuerza que impulsa a los jugadores a participar y continuar jugando. Suele estar relacionada con los desafíos, los logros, las recompensas, el ritmo de progreso en el juego y con la sensación de eficacia y satisfacción personal.

9. **Tecnológica –Technological Dimension–:** se refiere a las características y las especificaciones tecnológicas del juego. Incluye la plataforma en la que se juega, las capacidades gráficas, la conectividad en línea y otras características relacionadas con la tecnología.

5.2.3. Tipos de juegos según las plataformas del juego

El término «plataforma» del juego se refiere a un sistema o infraestructura que proporciona un entorno —o mundo— para que otros sistemas, productos o servicios funcionen. Hay tres plataformas, que vamos a llamar «mundo analógico, digital e híbrido» —mezcla de los dos anteriores—.

El «mundo analógico» y «el digital» son dos formas distintas de representar y procesar información de comunicación, de tecnología y de experiencia. A continuación, se describen las características propias, ejemplos y modos de comunicación de cada uno de estos mundos y cómo se relacionan entre sí.

a. Mundo Analógico:

En el mundo analógico, la información se presenta y transmite en forma continua. La comunicación en el mundo analógico se basa en ondas continuas —no discretas— de sonido y luz. Las señales analógicas tienen un amplio rango de valores dentro de un espectro, que se expresan con magnitudes físicas, voltajes y longitudes de onda. Un reloj de agujas es analógico, un termómetro de mercurio y una fotografía impresa en papel son ejemplos del mundo analógico.

El ser humano es analógico, adaptativo y sensorial, y se siente impulsado a relacionarse con los objetos y los seres de su entorno para satisfacer sus necesidades físicas, psicológica y espirituales.

El juego analógico

El juego analógico consiste en interactuar con objetos y personajes lúdicos elaborados por el jugador. Se juega de forma analógica cuando esos objetos y participantes en el juego se encuentran en el mismo plano físico que el jugador, es decir, ocupan un lugar y reaccionan a las acciones del jugador. Excluye cualquier tipo de juego que requiera el uso de dispositivos electrónicos y tecnología digital.

Para jugar se utilizan elementos físicos, como tableros, cartas, dados, fichas u otros componentes tangibles que los jugadores manipulan para jugar. Fomenta la interacción social, la toma de decisiones, la elaboración de estrategias y la competencia amistosa. Y dado que implica el uso de las capacidades mentales, contribuye a su desarrollo y mejora. También contribuye al desarrollo de la habilidad social porque es una forma divertida y enriquecedora de pasar tiempo en familia y con los amigos.

Los ejemplos más conocidos de juegos analógicos se recogen en la Tabla 8.

Tabla 8. Juegos analógicos[26]

1. **Juegos de mesa:** «ajedrez, monopoly, scrabble[27], Risk[28] y Catan[29]». En estos juegos, los jugadores se mueven por un tablero y toman decisiones estratégicas.

2. **Cartas:** «póker, bridge, solitario y Yu-Gi-Oh[30]». Se juega con una baraja de cartas y con unas reglas específicas.

---

[26] ChatGPT.

[27] *«Scrabble»* es un juego en el que los jugadores forman palabras cruzando letras en un tablero de 15x15 cuadros. Cada letra tiene un valor asignado y el objetivo es obtener la puntuación más alta posible. Los jugadores reciben un número limitado de letras al azar de un conjunto finito y deben utilizarlas para formar palabras en el tablero, conectándolas con las letras ya jugadas. El juego requiere habilidad lingüística y estrategia para maximizar la puntuación y bloquear a los oponentes.

[28] *«Risk»* es un juego de estrategia en el que los jugadores asumen el control de ejércitos y compiten por la dominación mundial. Fue creado por Albert Lamorisse en 1957 y publicado por primera vez por Parker Brothers en 1959. El objetivo del juego es conquistar territorios y eliminar a los ejércitos de los oponentes.

[29] El juego «Catan», también conocido como «Los Colonos de Catan», es un juego de estrategia diseñado por Klaus Teuber donde los jugadores asumen el papel de colonos que intentan construir y desarrollar asentamientos en la isla de Catan. El objetivo es acumular puntos mediante la construcción de carreteras, poblados y ciudades, y también a través del comercio con recursos como madera, ladrillo, trigo, ovejas y piedra.

[30] «Yu-Gi-Oh!» es un juego de cartas coleccionables que se basa en un manga japonés del mismo nombre.

3. **Dados:** «Craps[31], Farkle[32] y Yahtzee[33]». Consiste en lanzar dados y obtener resultados concretos.

4. **Juegos de fichas:** «backgammon[34], damas chinas y dominó». Implican mover fichas según reglas definidas.

---

[31] «*Craps*» es un juego de dados que suele jugarse en casinos, donde los jugadores apuestan al resultado de los lanzamientos de los dados de una serie de lanzamientos. El juego puede ser un poco complicado para los principiantes debido a las diferentes apuestas disponibles y las reglas específicas, pero es muy popular en los casinos de todo el mundo.

[32] «*Farkle*» es un juego de dados que se juega con seis dados. El objetivo del juego es acumular puntos mediante la combinación de los dados en cada turno. Cada jugador tira los dados y suma puntos según las combinaciones que haya obtenido. Algunas de las combinaciones incluyen tríos y escaleras, entre otras. Sin embargo, si un jugador no obtiene ninguna combinación válida en su turno, pierde los puntos acumulados hasta entonces. El juego continúa hasta que un jugador alcanza un cierto puntaje predeterminado.

[33] «*Yahtzee*» es un juego de dados que también se conoce como «Yatzy» en algunos lugares. Es un juego de mesa que implica tirar cinco dados y hacer combinaciones con los números obtenidos. El objetivo principal es lograr puntos mediante la realización de diferentes combinaciones, como póker, escalera, full, etc. Cada jugador tiene tres oportunidades para tirar los dados en cada turno y puede elegir cuáles dados volver a tirar en cada oportunidad.

[34] «*Backgammon*» es un juego de mesa de estrategia y suerte para dos jugadores. Se juega con dados y fichas sobre un tablero con 24 triángulos llamados puntos. El objetivo del juego es mover todas tus fichas hacia tu área de «casa» y luego sacarlas del tablero antes que tu oponente. El juego combina elementos de estrategia, táctica y probabilidad.

5. **Juegos al aire libre:** «vóley, fútbol, baloncesto, béisbol». Son juegos de actividad física al aire libre o en espacios específicos, que se juegan con varios jugadores formando equipos.

6. **Juegos de construcción:** «bloques de construcción, rompecabezas, tetris[35] y juegos de apilamiento». Implican construir o ensamblar elementos.

7. **Juegos de estrategia:** «Go[36], Risk, Stratego[37] y ajedrez». Requieren planificación de estratégica y táctica.

---

[35] «Tetris» es un juego de rompecabezas creado por el programador ruso Alexey Pajitnov en 1984. En el Tetris, los jugadores deben manipular diferentes formas geométricas, conocidas como «tetrominós», mientras caen desde la parte superior de la pantalla. El objetivo es encajar estas piezas para formar líneas horizontales completas sin dejar espacios. Cuando se completa una línea, desaparece, y el jugador gana puntos. El juego termina cuando las piezas se acumulan y alcanzan la parte superior de la pantalla, bloqueando el campo de juego. Desde su creación, el Tetris ha sido adaptado a numerosas plataformas y sigue siendo uno de los juegos más populares de todos los tiempos.

[36] «Go» es un antiguo juego de estrategia de origen chino. Es jugado por dos jugadores que alternan turnos colocando fichas negras y blancas en un tablero cuadriculado de 19x19 con líneas entrelazadas. El objetivo es controlar la mayor cantidad de territorio posible al rodear áreas del tablero con las propias fichas. Aunque las reglas son simples, el juego tiene una complejidad estratégica sorprendente y ha sido estudiado durante siglos por su profundidad táctica. Es famoso por ser uno de los juegos más antiguos y complejos que todavía se juegan en la actualidad.

[37] «Stratego» es un juego de mesa de estrategia para dos jugadores, creado en los Países Bajos en la década de 1940. El objetivo

8. Juegos de palabras: «sopa de letras, crucigramas y el ahorcado[38]». Requieren usar conocimientos y estrategias de vocabulario y pensamiento.

b. Mundo Digital:

En el mundo digital, la información se representa y transmite en forma discreta, utilizando unidades llamadas *bits*. La comunicación digital implica la transmisión de información codificada en forma de dígitos binarios (0 y 1). Un reloj digital, una imagen en una pantalla de computadora y un archivo de música MP3 son ejemplos del mundo digital.

---

del juego es capturar la bandera del oponente mientras se defiende la propia. Cada jugador tiene un ejército de fichas que representan diferentes rangos militares, desde el soldado raso hasta el mariscal, cada uno con diferentes habilidades de movimiento y ataque. El juego combina elementos de estrategia, táctica y deducción, ya que los jugadores intentan descubrir la ubicación de las piezas del oponente mientras protegen las suyas propias.

[38] «El juego del ahorcado» es un pasatiempo clásico en el que un jugador intenta adivinar una palabra, letra por letra, antes de que se complete la figura de un ahorcado. Un jugador elige una palabra y dibuja una línea por cada letra de esa palabra en un papel –o en una pantalla en versiones digitales–. El otro jugador intenta adivinar la palabra proponiendo letras. Si la letra propuesta está en la palabra, se revela su posición en las líneas. Si la letra no está en la palabra, se dibuja una parte del cuerpo del ahorcado –cabeza, cuerpo, brazos, piernas, etc.–. El juego continúa hasta que se completa la palabra o se dibuja completamente el ahorcado.

Juego digital

El juego digital se juega en plataformas digitales, que son dispositivos que permiten a los usuarios jugar a videojuegos. Pueden ser *hardware* especiales como las consolas de videojuegos –PlayStation, Xbox, Nintendo Switch–, computadoras personales, dispositivos móviles –teléfonos inteligentes y *tablets*–, servicios en línea como «Steam»[39], «Epic Games Store»[40], y plataformas de juego en la nube como «Google Stadia»[41] y «Xbox Cloud Gaming»[42].

---

[39] «Steam» es una plataforma de distribución digital de videojuegos, desarrollada por Valve Corporation. Es una de las mayores tiendas en línea para la venta de juegos de PC, y también ofrece funciones sociales, como chat, grupos y perfiles de usuario. Los usuarios de Steam pueden comprar, descargar, instalar y gestionar sus juegos directamente desde la plataforma.

[40] La tienda de videojuegos «Epic Games Store» es una plataforma digital desarrollada y operada por Epic Games. Se lanzó en diciembre de 2018 como competencia directa de otras tiendas digitales de videojuegos, como «Steam de Valve» y «Origin de Electronic Arts». La tienda ofrece una amplia variedad de juegos para PC, tanto de grandes estudios como de desarrolladores independientes.

[41] «Google Stadia» es una plataforma de juegos en la nube desarrollada por Google. Fue lanzada en noviembre de 2019 y permite a los usuarios jugar videojuegos de alta calidad en una variedad de dispositivos, como teléfonos inteligentes, tabletas, computadoras portátiles y televisores, sin necesidad de una consola de juegos física.

[42] El «Xbox Cloud Gaming», anteriormente conocido como «Project xCloud», es un servicio de transmisión de videojuegos desarrollado por Microsoft. Permite a los suscriptores acceder a una amplia biblioteca de juegos de Xbox a través de la nube, lo que significa que pueden jugar a estos juegos en una variedad de dispositivos, incluidos teléfonos móviles, tabletas y

Cada plataforma puede tener su propia biblioteca de juegos y compatibilidad con diferentes tipos de juegos, lo que hace que la elección de una plataforma dependa de las preferencias de los jugadores.

Los videojuegos utilizan tecnología digital para crear mundos virtuales, personajes y desafíos con los que los jugadores pueden interactuar. El jugador actúa en una dimensión intangible –no táctil–, pero altamente sensorial, que toma los elementos básicos del juego analógico para aumentar su impacto emocional en el jugador.

El juego digital reduce el esfuerzo físico del analógico a una rutina especializada de coordinación cerebro-mano-dedos, pero requiere una mayor competencia de lectura textual, simbólica y gráfica que los juegos analógicos.

Los juegos digitales han evolucionado mucho, y rápidamente, en los últimos años, ofreciendo gráficos impresionantes, historias complejas, modos multijugador en línea, competiciones y oportunidades de creación de contenido a través de herramientas de modificación y diseño de niveles. Estos

computadoras, sin necesidad de tener una consola Xbox física. Los juegos se ejecutan en servidores remotos y se transmiten al dispositivo del usuario a través de Internet, lo que permite una experiencia de juego fluida y sin problemas. Este servicio ofrece una forma conveniente para los jugadores de disfrutar de sus juegos favoritos en cualquier lugar y en cualquier momento, siempre que tengan una conexión a Internet estable.

juegos ofrecen una amplia variedad de experiencias y son una forma popular de entretenimiento para personas de todas las edades. Tanto es así que los expertos recomiendan cautela a los diseñadores de estos juegos para potenciar sus efectos benéficos y minimizar sus perjuicios, al tiempo que señalan la importancia de dotarles de unas características que aumenten el conocimiento del mundo real e impulsen a la exploración e interacción social, pues de lo contrario tienen el riesgo de producir fenómenos de desarraigo y aislamiento social.

En la Tabla 9 se recogen algunos ejemplos de juegos digitales.

Tabla 9. Juegos digitales[43]

1. **Juegos para consolas:** diseñados específicamente para consolas de videojuegos como «PlayStation», «Xbox» y «Nintendo Switch». Los más populares son: «The Legend of Zelda: Breath of the Wild», «FIFA», «Call of Duty» y «Super Mario: Odyssey»[44].

2. **Juegos para ordenadores:** se juegan en ordenadores personales y abarcar una am-

---

[43] ChatGPT.
[44] Anexo I.

plia gama de géneros, como los juegos de rol –RPG–, juegos de estrategia en tiempo real –RTS– y juegos de simulación, como «World of Warcraft», «League of Legends», «Minecraft» y «The Sims»[45].

3. **Juegos para móviles:** diseñados para ser jugados en dispositivos móviles, como teléfonos inteligentes y tablets: «Candy Crush Saga», «Clash of Clans», «Among Us» y «Pokémon GO»[46].

4. **Juegos en línea:** se juegan a través de internet, permitiendo la interacción y competencia con jugadores de todo el mundo: «Fortnite», «Apex Legends», «PlayerUnknown's Battlegrounds» –PUBG– y «World of Tanks»[47].

5. **Juegos de realidad virtual –VR–:** producen experiencias inmersivas mediante tecnología de realidad virtual, que sitúan a los jugadores en entornos 3D y permiten interactuar de manera más realista: «Beat Saber», «VRChat», «Superhot VR» y «Rec Room»[48].

---

[45] Anexo I.
[46] Anexo I.
[47] Anexo I.
[48] Anexo I.

c. Mundo híbrido:

Recientemente se está produciendo una progresiva convergencia entre el mundo analógico y el digital, especialmente con la digitalización de las tecnologías analógicas, como la fotografía, la música y la televisión.

Muchos dispositivos y sistemas actuales tienen componentes analógicos y digitales. Por ejemplo, un teléfono móvil tiene componentes analógicos –como el micrófono y el altavoz– y digitales –como la pantalla táctil y el procesador–.

Las interfaces de usuario[49] a menudo integran elementos analógicos y digitales para crear una experiencia más completa y facilitar su uso. Por ejemplo, un reloj inteligente con una pantalla táctil –digital– pero con un diseño de reloj tradicional –analógico–.

---

[49] La interfaz de usuario, comúnmente abreviada como «UI» –por sus siglas en inglés, *User Interface*–, se refiere a la forma en que los usuarios interactúan con un dispositivo, aplicación o sistema informático. Esta interacción puede involucrar elementos visuales, como botones, menús, iconos y ventanas, así como controles táctiles, gestos, comandos de voz y otros métodos de entrada. El diseño de la interfaz de usuario es fundamental para garantizar una experiencia de usuario efectiva y agradable. En el diseño de una interfaz de usuario, se deben considerar factores como la usabilidad, la accesibilidad, la estética y la funcionalidad. Las interfaces de usuario pueden variar ampliamente según el tipo de dispositivo o sistema para el que se diseñan, como aplicaciones móviles, páginas web, sistemas operativos, electrodomésticos, software empresarial, entre otros.

Tanto el mundo analógico como el digital tienen sus propias ventajas y aplicaciones; y su convergencia ha dado lugar a una amplia gama de tecnologías y experiencias innovadoras.

Juego híbrido

El juego híbrido combina elementos del juego analógico y del digital, aprovechando lo mejor de cada uno, para ofrecer una experiencia interactiva innovadora. Permite a los jugadores experimentar el disfrute y la interactividad de los juegos analógicos, junto con las posibilidades creativas y la conectividad de los juegos digitales. El ejemplo más actual es el juego de «Realidad Virtual» o de «Simulación Virtual de la realidad», al que se ha añadido aditamentos físicos y mecánicos, como plataformas de respuesta avanzada que se mueven, vibran, emiten sonidos, e incluso olores para simular las condiciones del escenario real –analógico–. El último avance son los trajes «hápticos»[50] que llevan la experiencia sensorial a la corporalidad.

En la Tabla 10 se recogen algunos ejemplos de juegos híbridos.

---

[50] Los «trajes hápticos» son dispositivos vestibles diseñados para proporcionar retroalimentación táctil o sensorial a los usuarios. Están equipados con sensores y dispositivos que permiten la transmisión de sensaciones físicas, como presión, vibración o calor, a través del cuerpo del usuario.

Tabla 10. Juegos híbridos[51]

1. Juegos de mesa digitales: son juegos de mesa tradicionales que se han adaptado a plataformas digitales. Permiten jugar en línea con personas de todo el mundo. Algunos ejemplos son las versiones digitales de «Catan Universe», «Ticket to Ride» y «Tabletop Simulator»[52].

2. Juegos de realidad aumentada –AR: Augmented Reality–: utilizan la tecnología de realidad aumentada para integrar elementos digitales en el mundo real –analógico–. Los jugadores interactúan con objetos físicos y ven elementos virtuales superpuestos a través de un dispositivo, como un teléfono o una tablet. Ejemplos de estos juegos son «Pokémon GO», «Ingress» y «Harry Potter: Wizards Unite»[53].

3. *Escape rooms* híbridos: combinan elementos físicos del mundo real con tecnología digital para crear experiencias de escape[54]. Los jugadores resuelven acerti-

---

[51] ChatGPT.

[52] Anexo I.

[53] Ibid.

[54] Los juegos de escape, también conocidos como «escape rooms» en inglés, son experiencias interactivas en las que un grupo de personas es encerrado en una habitación temática y debe traba-

jos físicos y digitales para avanzar en la historia y completar el desafío de escape. Algunos pueden combinar objetos físicos con aplicaciones móviles o pantallas interactivas.

4. **Juguetes y videojuegos integrados:** algunos juguetes físicos tienen componentes digitales que interactúan con aplicaciones o juegos en dispositivos electrónicos. Por ejemplo, ciertos juguetes pueden escanearse para desbloquear personajes o elementos en un juego de un móvil asociado.

5. **Juegos de cartas digitales:** son juegos de cartas físicas que tienen una versión digital asociada. Los jugadores pueden escanear sus cartas físicas para usarlas en un

---

jar en equipo para resolver acertijos, rompecabezas y enigmas con el objetivo de encontrar una salida dentro de un límite de tiempo establecido, que suele ser de una hora. Estos juegos se han vuelto muy populares en todo el mundo y pueden tener una variedad de temas, desde misterios de detectives hasta aventuras de ciencia ficción o historias de terror. Los participantes deben utilizar su ingenio, habilidades de observación, lógica y trabajo en equipo para avanzar en el juego y escapar antes de que se acabe el tiempo. A medida que avanza la popularidad de los juegos de escape, también han surgido versiones virtuales que se pueden disfrutar desde la comodidad del hogar, a través de aplicaciones o plataformas en línea que ofrecen experiencias similares de resolución de acertijos y trabajo en equipo.

juego en línea o en una aplicación, agregando una dimensión digital a la experiencia.

6. **Juegos de realidad virtual –VR: *Virtual Reality*– con elementos físicos:** son juegos de VR que incorporan componentes físicos, como controles, accesorios y otros objetos tangibles, que interactúan con el mundo virtual, brindando una experiencia más inmersiva y táctil.

6. ASPECTOS PSICOLÓGICOS Y SOCIOLÓGICOS DEL JUEGO

Los seres humanos juegan por diferentes razones, que dependen de la edad, la cultura y el contexto social –Tabla 11–. Pero la universalidad y perdurabilidad del juego permite afirmar que es una actividad importante en la vida de toda persona, porque produce beneficios para la salud y su bienestar siempre que se juegue bien, es decir, con lógica y con libertad. De lo contrario, puede causar graves problemas para la salud mental y el bienestar propio y el de los demás.

Tabla 11. Razones para jugar[55]

1. **Diversión y entretenimiento:** el juego puede ser una actividad divertida, que produce relax, disfrute y descanso de las obligaciones de la vida.

---

[55] Ibid.

2. **Aprendizaje y desarrollo personal:** el juego es una forma de aprender y desarrollar cualidades personales, especialmente en los niños. Los niños adquieren habilidades cognitivas, emocionales y sociales a través del juego. En los adultos ayuda a conservar y mejorar las cualidades físicas y mentales adquiridas durante la juventud.

3. **Desarrollo físico saludable:** muchos juegos implican movimientos que benefician primeramente la salud física y secundariamente la salud mental, por la unidad psicosomática del ser humano.

4. **Exploración y descubrimiento:** el juego puede ser una forma de explorar y descubrir el entorno, al experimentar en diferentes situaciones. El buen conocimiento del entorno facilita la adaptación a él y la prevención de accidentes.

5. **Creatividad y expresividad:** el juego ofrece una oportunidad para la expresión creativa que requiere el ejercicio de la imaginación, ya sea al inventar historias, construir estructuras o participar en juegos de roles. De esta manera, el jugador explora su creatividad y desarrolla su pensamiento creativo.

6. **Socialización:** el juego proporciona oportunidades para la interacción social y la conexión con otras personas. A través del juego, las personas establecen relaciones, fortalecen lazos familiares y de amistad, y desarrollan habilidades sociales, como la cooperación, la empatía y la comunicación. Estas habilidades contribuyen a vivir una vida feliz.

7. **Competencia y desafío:** el juego puede ser una forma de competir y desafiarnos a nosotros mismos y a los demás, lo que puede ser emocionante y gratificante, a la vez que desarrolla la capacidad de lucha, esfuerzo y resiliencia.

6.1. Aspectos psicológicos del juego

El aumento del tiempo de ocio ha impulsado a un número cada vez mayor de personas a dedicar mucho tiempo a jugar. Por esta razón, el juego ha adquirido una gran relevancia en el campo de la psicología.

El aspecto más estudiado del juego es su influjo en el funcionamiento cognitivo, emocional y social de las personas. Se han investigado sus beneficios, en concreto, su capacidad para reducir el estrés y mejorar el estado de ánimo; y sus riesgos, especialmente su poder adictivo y la posibilidad de impulsar conductas negativas, como la violencia y el aislamiento social. También se ha investigado su eficacia en la terapia física, psicológica y en la educación. Algunos estudios han concluido que los juegos pueden mejorar algunas habilidades cognitivas, como la atención, la memoria y la capacidad de resolver problemas. Por otra parte, hay estudios que relacionan los juegos violentos con el aumento de la agresividad y el estrés de los jugadores.

Los psicólogos han analizado la relación de diferentes aspectos del juego, como la mecánica del juego[56], el diseño de niveles[57] y las recompensas y los objetivos con los efectos positivos o negativos en los jugadores. Los resultados de estas investigaciones han sido útiles para desarrollar mejores juegos y para enseñar a jugar de un modo sano.

La psicología del juego es un campo complejo y novedoso que evoluciona paralelamente a la rápida evolución de los juegos y las continuas novedades que estos presentan. Esta disciplina –o especia-

---

[56] La mecánica de juego en los videojuegos se refiere a las reglas, sistemas y estructuras que gobiernan la interacción entre el jugador y el mundo del juego. Estas mecánicas determinan cómo el jugador puede interactuar con el entorno del juego, qué acciones pueden realizar y cómo esas acciones afectan al mundo del juego y su progresión.

[57] Los niveles en los videojuegos son segmentos o secciones del juego que presentan desafíos específicos, progresión narrativa o mecánicas de juego distintas. Estos niveles pueden variar considerablemente en términos de diseño, dificultad, temática y propósito dentro del juego.

lidad– ha puesto de manifiesto la importancia de integrar equilibradamente el juego en las tareas de la vida ordinaria.

A continuación, se describen con más detalle algunos aspectos importantes de la psicología del juego: la motivación, la emotividad, el funcionamiento cognitivo, la sociabilidad y el autocontrol.

1. La motivación: la motivación del juego hace referencia a las fuerzas psicológicas que impulsan a jugar y que son de dos tipos: internas o intrínsecas y externas o extrínsecas al jugador.

Hay dos motivos intrínsecos que has sido muy estudiados: «el deseo de mejora y perfeccionamiento y el disfrute o sensación agradable» que produce el juego.

Los motivos extrínsecos más estudiados han sido «los premios o recompensas y la aprobación o estima social» asociadas al resultado conseguido en el juego.

Una de las motivaciones más fuertes para jugar es «la sensación de mejora, superación o éxito», que es un sentimiento muy gratificante. A medida que el jugador va superando los obstáculos o metas parciales del juego, va sintiendo una creciente sensación de satisfacción y bienestar por la mejora personal y el dominio de la tarea. Este sentimiento agradable impulsa a seguir jugando por tiempo indefinido, y se opone a la voluntad de dejar el juego para cumplir las obligaciones personales. Alfred

Adler considera que la fuerza principal de la vida humana es el afán de dominio y poder para compensar el sentimiento de incapacidad con el que se nace que se acompaña de un sentimiento de inseguridad y de temor a sufrir por no poder satisfacer las necesidades físicas y psicológicas[58].

Una segunda motivación intrínseca importante es «la sensación de disfrute» que se logra con la inmersión en un ambiente especial y distinto al de la vida cotidiana, que ofrece un escape de la realidad y la entrada en un nuevo mundo que produce emociones y sensaciones novedosas, excitantes y agradables. De esta manera, se compensa la sensación desagradable que acompaña a lo conocido, al aburrimiento de lo rutinario y el malestar que produce el esfuerzo por lograr los objetivos vitales. Las personas se diferencian entre sí por su mayor o menor tolerancia al tedio de la rutina, lo que sitúa a cada individuo en una dimensión bipolar. En un polo se sitúan los sujetos que aman la rutina porque se sienten seguros y libres del temor al error y al fracaso, pues conocen bien lo que tienen que hacer en cada momento. En el otro polo se sitúan los que sienten pronto cansancio y rechazo por la rutina y lo habitual, pues por temperamento ne-

---

[58] Adler creía que el hombre tiene posibilidades de mejorarse y de progresar en la vida, de reducir sus problemas y, con el tiempo, de llegar a un ajuste casi perfecto de su proceso vital –Wikipedia–.

cesitan continuas novedades para no aburrirse y frustrarse. Este último tipo de personas es el que más recurre y se engancha a los juegos.

La tercera motivación intrínseca en importancia es la «necesidad de pertenencia a un grupo social», que, según los psicólogos de la corriente humanista Abraham Maslow y Karl Rogers, es la fuerza motivadora más importante del ser humano. El juego compartido con otros satisface esa necesidad de pertenencia a un grupo y de comunicación interpersonal. El tiempo dedicado a jugar juntos, y las vicisitudes y consecuencias del juego, produce un fuerte vínculo emocional entre los jugadores, que satisfice la necesidad de estima, afecto y compañía que toda persona tiene.

2. La emotividad: el componente emocional del juego es el conjunto de emociones que provoca en los jugadores. Pueden ser positivas –excitación, alegría, satisfacción, autoestima– o negativas –frustración, ira, tristeza, miedo–, según sea el resultado de la participación, que, a su vez, dependerá de la dificultad del juego, la habilidad del jugador y el contexto social en el que se juega.

El influjo emocional del juego varía según la personalidad del jugador y el tipo de juego, el tiempo que se dedica al mismo y el nivel de adicción que pueda generar. Las personas con un estado afectivo habitualmente negativo –personalidades con alto neuroticismo– tienen mayor riesgo de adicción al juego, al utilizarlo como estrategia de evitación y compensación de su malestar afectivo; y toleran mal la frustración del fracaso en el juego, que suele producirles intensas reacciones de ira o tristeza. Por el contrario, las personas con un estado afectivo habitualmente positivo disfrutan más de los juegos, tienen menos riesgo de adicción y toleran mejor la frustración que producen los resultados negativos del juego.

3. Funcionamiento cognitivo: este aspecto se refiere a las funciones cognitivas que se activan durante el juego para poder cumplir las reglas y tareas necesarias para lograr los objetivos. En general, todos los juegos requieren el ejercicio de todas las funciones cognitivas para lograr el mejor resultado. En especial, se precisa de un buen funcionamiento de la atención, concentración, memoria, razonamiento y del control de la voluntad sobre las emociones negativas, que deterioran o bloquean el rendimiento cognitivo.

Se ha comprobado que los videojuegos mejoran la capacidad de resolver problemas, por lo que se utilizan en el entrenamiento de los pilotos de aviones, de coches, de drones y en el manejo de aparatos e instrumentos tecnológicamente complicados. Son juegos de simulación de la realidad. Los juegos de estrategia desarrollan el hábito de reflexionar de modo lógico y práctico para alcanzar metas y objetivos difíciles. Los juegos creativos y constructivos desarrollan el pensamiento creativo e innovador.

Algunos estudios han alertado del peligro del uso excesivo de los videojuegos, porque puede disminuir el rendimiento cognitivo al reducir la capacidad de atención y concentración y la resistencia al esfuerzo continuado necesarias para la ejecución de las tareas no lúdicas de la vida personal.

4. Sociabilidad: el factor social del juego tiene relación con la interacción y el tipo de comunicación entre los jugadores. Hay muchos juegos en los que participan varias personas y son un acontecimiento social. La participación puede ser más o menos activa, pues unos juegan y otros son espectadores y analizan y comentan el juego. Este contexto social produce efectos psicológicos –positivos y negativos– en todos los participantes del juego, según el desarrollo y el resultado del mismo.

Ya se ha comentado, en el apartado de la motivación, la necesidad psicológica básica de pertenencia y aceptación del grupo social que satisface el juego colectivo. Además, la competitividad que se da en los juegos y la necesidad de aceptación de sus reglas prepara para la adaptación a las tareas de la vida real, que en su mayoría se llevan a cabo en contacto con otras personas. La asimilación de los resultados adversos y favorables configura la autoestima, seguridad y confianza personal, que es capital para el tipo de relación y comunicación que se establece con los demás en la vida social.

5. El autocontrol: el grado de autocontrol que posee una persona tiene relación directa con su libertad, que es una cualidad de la voluntad, función psíquica que impulsa la vida mental y la conducta de la persona. En el juego se ejercita esta facultad y puede desarrollarse o perderse según cómo y cuánto se juegue. Si el impulso de jugar está determinado principalmente por las emociones y sentimientos, que son actos de la afectividad, el jugador tiene más riesgo de hacerse adicto y perder su libertad.

El riesgo de adicción al juego se conoce desde muy antiguo, pero en los últimos años, con la aparición de las nuevas tecnologías, los casos de adicción se han multiplicado exponencialmente, generando un problema social importante. Por esta razón, el capítulo 8 se dedica al juego patológico. La adicción a los videojuegos es un tema controvertido entre los psicólogos, pues para algunos es un trastorno similar a las demás adicciones, mientras que para otros es un trastorno diferente, que requiere un tratamiento especial.

6.2. Aspectos sociológicos del juego

El juego es un fenómeno cultural y social complejo que puede estudiarse desde varias perspectivas sociológicas. El análisis sociológico del juego proporciona una comprensión más profunda de cómo este interactúa, influye y es influido por factores sociales, culturales y económicos en los diferentes contextos y comunidades. Además, con frecuencia, la política gubernamental regula el juego e influye en el modo de jugar y comercializar los juegos en una sociedad.

A continuación, se detallan algunos aspectos sociológicos relevantes del juego[59]:

1. Socialización y aprendizaje social: este aspecto del juego se refiere al papel que ejerce en la adaptación social de los ciudadanos. Este papel es más importante durante la infancia y la adolescencia, pues facilita el aprendizaje de normas, valores, roles y comportamientos sociales aceptables. Los juegos también transmiten aspectos de la cultura y la historia de una sociedad, ayudando a preservar y enseñar tradiciones.

2. Interacción social: este elemento del juego tiene relación con los modos de relación y comunicación de los jugadores, que enseñan esquemas y programas mentales de relación positivas y negativas con los demás que son útiles para determinar el modo de vivir en sociedad en la vida adulta.

Muchos juegos fomentan la interacción entre individuos y grupos, y facilitan la comunicación, el trabajo en equipo, la cooperación y la compe-

---

[59] ChatGPT.

tencia de una manera estructurada. Los juegos de mesa, los deportes en equipo y los juegos en línea son ejemplos que ilustran cómo el juego puede ser una herramienta para construir relaciones sociales y fortalecer la unión de las comunidades.

3. Estratificación social: todas las sociedades, empezando por la familia, están estructuradas; es decir, existe un reparto de papeles y una jerarquía de autoridad que ayuda a lograr el bien común de los miembros del grupo social.

Esta estructuración se da también en los juegos interactivos, puesto que es una actividad social. Por eso, los juegos son un entrenamiento en el respeto y en el cumplimiento de los diversos papeles que se asignan a las personas en la sociedad en función de la organización de la misma.

En algunos contextos, los juegos pueden reflejar o perpetuar las desigualdades sociales, ya sea por acceso limitado a ciertos juegos, debido a restricciones económicas o por sesgos culturales en la representación de ciertos grupos en los juegos. Por ejemplo, el golf, el esquí y la hípica son deportes de personas de clase media-alta. En los países de la *Commonwealth*, ciertos deportes como el remo, el cricket, la hípica o el tenis han sido más frecuentes entre las personas de la alta sociedad; mientras que el fútbol y el rugby lo eran de la clase media y baja.

4. Identidad y pertenencia: este aspecto del juego tiene relación con la cualidad humana de unidad e individualidad propia de cada ser humano. Toda persona es reconocida por un nombre propio y por la pertenencia a una familia, clan, raza, sexo, profesión, provincia o nación. En los juegos, cada jugador tiene una identidad y pertenece a un bando de jugadores. La elección de un juego y la participación en determinados grupos de jugadores pueden reflejar la identidad cultural, étnica, sexual o social de los jugadores. Hasta hace pocos años, el fútbol, el póker, el ajedrez, el boxeo y el rugby eran juegos típicos de los hombres. Los juegos de mesa son más frecuentes entre personas mayores, mientras que los juegos de actividad física y de riesgo son más frecuentes en las personas jóvenes. Incluso en los juegos de cartas, algunos juegos eran más comunes entre las mujeres –la brisca, el continental– y otros, más frecuentes en los hombres –el póker, el mus, el tute, la butifarra–. El juego de la goma, la comba y las tabas son típicos de las niñas mientras que el juego de la peonza, las canicas y el hinque son más típicos de los niños. Hasta hace pocos años, los videojuegos han sido más frecuentes entre los jóvenes varones que entre las chicas. En los últimos años, la identidad y la pertenencia a un grupo en la sociedad se ha hecho más fluida, y esta fluidez se ha trasladado a los juegos.

5. Rituales y simbolismo: el modo de funcionar de la mente humana, con su tendencia a desarrollar hábitos, costumbres, esquemas mentales, estereotipos, prejuicios y analogías, hace que el juego incluya rituales y simbolismos que reflejan la cosmovisión, mitos y tradiciones de la sociedad. Los juegos típicos de algunas regiones y de algunos países tienen un significado simbólico profundo, que representa aspectos importantes de la vida cotidiana, la espiritualidad o la estructura social. Por ejemplo, los juegos y deportes rurales del País Vasco, que se relacionan con tareas y habilidades rurales: levantamiento de piedra, corte de troncos de árboles, arrastre de piedra, corte de hierba...

6. Economía y mercado: la industria de los videojuegos, los juguetes, los salones de juego, los casinos y los productos relacionados con el juego representan un sector económico importante en muchas sociedades, ya que generan empleos, ingresos y oportunidades comerciales. Por ejemplo, el mercado de videojuegos chinos es el más importante y dinámico del mundo, está en constante evolución, con nuevas tendencias y tecnologías emergentes, como la realidad virtual y la realidad aumentada, que están ganando popularidad. Los juegos para móviles son extremadamente populares en China y representan la mayor parte de los ingresos de la industria. Juegos como «Honor of Kings» –también conocido como «Arena de Valor»– y «PUBG Mobile» tienen una gran difusión en el país. China es uno de los principales impulsores del crecimiento de los deportes electrónicos a nivel mundial. Grandes eventos como el «League of Legends World Championship» atraen a millones de espectadores en China y en todo el mundo.

La segunda industria de videojuegos del mundo es la de Estados Unidos. En 2020, el mercado estadounidense generó alrededor de $60.4 mil millones en ingresos, según la Asociación de *Software* de Entretenimiento –ESA–. Las consolas de videojuegos como «PlayStation, Xbox y Nintendo Switch» se han hecho extremadamente populares en Estados Unidos. Las ventas de *hardware* de consolas y accesorios constituyen una parte significativa de los ingresos totales de este mercado. Los juegos para dispositivos móviles como *smartphones* y *tablets*, gracias a títulos populares como «Candy Crush Saga y Clash of Clans», representan una gran parte del tiempo de juego y de los ingresos del sector. El mercado estadounidense es muy amplio en término de géneros de juegos populares, que van desde juegos de acción y aventuras hasta juegos deportivos, de roles y de simulación. Los deportes electrónicos están en constante crecimiento en Estados Unidos: eventos como la «Liga Overwatch, League of Legends World Championship y Fortnite» atraen a millones de espectadores y generan grandes ingresos a través de patrocinios, publicidad y venta de entradas.

7. Control social y regulación: la sociedad establece normas y reglas para regular el juego y garantizar que se juegue de manera ética y segura[60]. Estas normas varían de un país a otro y con el tiempo, muchas veces, con la finalidad de proteger a los individuos de los perjuicios que le puede producir el juego sin autocontrol.

---

[60] ChatGPT.

7. BENEFICIO DEL JUEGO EN LAS DIFERENTES EDADES

La edad es un factor importante en el modo de jugar, en los beneficios y riesgos del juego y en la elección del tipo de juego. Por esta razón, vamos a exponer algunos aspectos específicos de los beneficios del juego en las diferentes edades, pues los aspectos beneficiosos generales ya han sido expuestos y los riesgos se explicarán en un apartado posterior.

7.1. Beneficios del juego en los niños

El juego es una necesidad y un motor del desarrollo del niño[61]. Es su actividad preferida debido a las sensaciones agradables que le produce. Si la practica con frecuencia, y de una manera adecuada, pasa a ser una actividad esencial para su desarrollo normal, pues en el juego ejercita todas sus capacidades.

---

[61] M. GARAIGORDOBIL, «Aula Infantil», n. 25 (2005), mayo-junio, pp. 37-43.

Con el juego se da a conocer a los demás –autoexpresión–, se conoce a sí mismo –autodescubrimiento– y aprende a controlarse –autocontrol–. Además, aprende a tomar decisiones y a ejercer diferentes roles sociales que le producen sensaciones y emociones diversas, a través de las cuales descubre y conoce su mundo interior, aprende a controlar sus emociones y a sí mismo. De esta manera va elaborando su autoconcepto y autoestima, pone los pilares de su personalidad, aprende a desenvolverse en su entorno y a interactuar con los demás de modo positivo. Todo lo anterior ha llevado a los expertos a afirmar de modo categórico que el juego es una actividad vital e indispensable para el desarrollo humano normal[62].

El juego es útil y necesario para el desarrollo del niño en la medida en que este es el protagonista, por eso, el adulto debe evitar imponer y dirigir el juego de los niños, para facilitar el desarrollo de su capacidad de iniciativa y libertad, pero puede restringirlo para que cumpla sus obligaciones personales, académicas, familiares y sociales. La intervención del adulto en los juegos infantiles debe centrarse en facilitar las condiciones que permitan el juego y estar a disposición del niño para lo que necesite –Tabla 12–.

---

[62] M. Garaigordobil, «Aula Infantil», n. 25 (2005), mayo-junio, pp. 37-43.

Tabla 12. Condiciones del juego beneficioso para el niño[63]

1. **Juego no directivo:** en un ambiente social de comprensión, confianza, libertad, respeto y responsabilidad, en el que el niño se sienta libre y seguro. Nadie le dirige, ni juzga, ni critica, ni le dice lo que tiene que hacer o sentir, tampoco compite con nadie. Puede decidir a qué jugar, probarse y expresarse. Es la persona más importante y es aceptada incondicionalmente. Los chicos de hoy juegan poco y se les dirige mucho. Y los videojuegos son juegos dirigidos y pasivos.

2. **En un ambiente físico diseñado para ello:** en una sala de juegos en la que los juguetes son un medio de expresión de sus vivencias, carencias, conflictos, necesidades, temores, resentimientos, frustraciones, sentimientos de soledad, odio, fracaso, desamparo, desadaptación; es decir, expresión de sus vivencias interiores. Los juguetes electrónicos no son buenos para esta finalidad, pues ante ellos el niño adopta una actitud pasiva. El

---

[63] P. J. SANZ CANO, *El juego divierte, forma, socializa y cura*, en «Revista de Pediátrica de Atención Primaria», vol. 21, n. 83 (2019), Madrid jul/sep.

niño ha de manipular los juguetes para poder expresarse.

3. **Con un ritmo de juego pausado:** el niño necesita tiempo para asimilar lo que va apren-
diendo mediante el juego. Sus vivencias en
los juegos deben calar hondo en su mente y
el proceso de asimilación requiere tiempo.
Aprender, como crecer, lleva tiempo.

El juego compartido, al ser disfrutado con otros,
crea vínculos afectivos que son la base de la amistad y desarrolla la habilidad social que determina-
rá el modo de vivir en sociedad. Vivir es, de alguna
manera, jugar y competir, pero también cooperar,
ayudar y convivir, y todas estas actividades se dan
en el juego. El mejor ambiente para aprender a jugar con estas características es la familia. Solo en
la familia se puede aprender con facilidad cómo se
compagina el competir y el convivir. De ahí que el
juego en familia sea un factor de unidad y amistad
entre padres e hijos. Hay una relación directa entre
el tiempo que dedican los padres a jugar con los
hijos y el afecto mutuo. Así pues, el juego es una
inversión de tiempo importante para el futuro.

Lev Vigotsky, experto en psicología del desarrollo, afirma que la familia es el principal agente
de socialización del niño, ya que este aprende por
imitación de lo que ve a su alrededor. Los padres

son los principales educadores de sus hijos, porque son un modelo y referente cercano y afectivo para ellos. Los padres siempre están educando, hagan lo que hagan, educan y, según lo hagan bien o mal, educan o maleducan. Educan con su acción y con sus omisiones[64] y el juego en familia es una estupenda oportunidad para educar a los hijos. Un juego de calidad entre padres e hijos es fundamental para su buen desarrollo psicológico, pues hay muchas cosas que los hijos pueden aprender de sus padres mientras juegan con ellos: actitudes, habilidades, conocimientos, reacciones emocionales y conductas. El éxito del juego familiar depende de que los padres e hijos respeten la libertad y los derechos y deberes de los demás; y de que la participación, el *fair play* y el disfrute sea más importante que el triunfo. Caillois afirma que la manera de vencer es más importante que la propia victoria y, en cualquier caso, más importante que lo que está en juego. Aceptar el fracaso como un simple contratiempo y aceptar la victoria sin euforia ni engreimiento y con desapego emocional es la condición del buen jugador, y de la persona feliz.

Los padres, al conocer cómo ocupan sus hijos el tiempo de ocio, conocen sus gustos, a sus amigos, a sus familias y el modo de relacionarse. Con ese conocimiento están mejor dotados para estimular-

---

[64] Ibid.

les a seguir haciéndolo bien o corregirles cuando lo hacen mal. El bien de los hijos ha de impulsar a los padres a buscar ambientes favorables para su sana diversión, donde realicen actividades lúdicas que permitan su formación integral. Se tratará de iniciativas que ofrezcan un ambiente formativo en el que los chicos disfruten, a la vez que se interesan para que también disfruten los demás.

El juego enseña a vivir porque desarrolla la capacidad para superar los obstáculos y hacer frente a las dificultades. Es una ventaja tener músculos fuertes y reflejos rápidos que se desarrollan con el juego habitual, pero, como afirma Caillois, no es un aprendizaje para trabajar, no prepara para ningún oficio concreto. Solo en apariencia anticipa las actividades serias del adulto, pero pone las bases físicas y psicológicas adecuadas para trabajar y vivir en la vida adulta.

El tiempo de ocio y las actividades lúdicas que lo ocupan van cambiando con la edad de las personas y con las costumbres de cada época, pero mantienen siempre su finalidad: «aprender disfrutando a afrontar y resolver las variadísimas situaciones que se han de vivir». Hasta los 2 años predomina el «juego simbólico», en el que los objetos tienen un significado distinto al real, que el niño les atribuye con ayuda de su imaginación –Tabla 13–. En esta etapa, los juguetes y las reglas las crea el niño con su imaginación. Algunos investigadores afirman que el juego simbólico facilita la adquisición de la actitud cooperativa, dialogante, tolerante; y el desarrollo de la empatía, el autocontrol y la flexibilidad mental para encontrar soluciones nuevas a los problemas. Por estos beneficios, contribuye a mejorar la adaptación social y el grado de felicidad en la vida adulta.

A partir de los 2 años domina el juego social en el que el niño juega con otros niños y con los adultos utilizando el lenguaje recién adquirido para llegar a acuerdos y plantear objetivos, se trata de un «juego formal», por estar formalizado por reglas. En esta etapa, los juguetes y las reglas son dadas por las personas de más edad y experiencia y el niño se adapta a ellas, con lo que inicia su aprendizaje social. El paso del «juego simbólico» al «formal» no es brusco, sino progresivo y solapado.

En toda la infancia, el niño siente una necesidad e impulso a la acción que se ve satisfecha por el bienestar que produce el «juego psicomotor». Sentirse capaz de hacer cosas y de hacerlas cada vez mejor le hace sentirse valioso, lo cual incrementa su autoestima, su confianza en sí y su seguridad –Tabla 14–. El juego activo e imaginativo es más que pura diversión pues, como se ha dicho, contribuye al desarrollo coordinado y armónico del cuerpo y de la mente; por esta razón, es mejor que la diversión pasiva de ver la televisión, surfear en internet y la de los videojuegos. Además, previene la obesidad infantil y mejora el rendimiento académico de los niños porque el ejercicio físico descansa la mente. Así pues, cuanto más juegue el niño, mejor será su comportamiento y su rendimiento.

Tabla 13. Concepto y funciones del «*juego simbólico*»

El «juego simbólico», también conocido como juego imaginativo o juego de roles, es una actividad en la que los niños crean e interpretan roles y escenarios usando su imaginación y objetos simbólicos –con un significado distinto al real–. Los niños pueden representar roles y situaciones del mundo real o inventadas, asumiendo diferentes identidades y explorando diferentes roles sociales.

El «*juego simbólico*» es una actividad natural de gran importancia por las siguientes funciones:

1. **Desarrollo de la imaginación y la creatividad:** pues los niños utilizan su imaginación para inventar situaciones, personajes y escenarios, facilitando el desarrollo del pensamiento abstracto y de la creatividad.

2. **Desarrollo de habilidades sociales:** pues el juego simbólico implica interactuar con otros niños, asumiendo diferentes roles y

compartiendo ideas. Esto ayuda a que los niños desarrollen habilidades sociales, como la cooperación, la negociación, el compartir y la resolución de conflictos.

3. **Desarrollo del lenguaje:** pues en el juego simbólico los niños utilizan el lenguaje para comunicarse y dar voz a los personajes que interpretan. Esto contribuye al desarrollo de habilidades lingüísticas, como la riqueza de vocabulario, el dominio de la gramática y la fluidez verbal.

4. **Desarrollo emocional:** a través del juego simbólico, los niños sienten y expresar una gran variedad de emociones y sentimientos, aprenden a controlar el influyo de las emociones en su funcionamiento mental y en su conducta y desarrollan su capacidad de empatía al tener que intuir el estado emocional y cognitivo de los demás, si quieren lograr los objetivos del juego.

5. **Desarrollo cognitivo:** pues el juego simbólico implica un buen conocimiento de los objetivos, reglas y condicionantes ambientales del juego. Además, con frecuencia deben pensar soluciones para los problemas que surgen en el juego, han de elaborar estrategias lógicas para alcanzar

los objetivos y mejorar las de los demás participantes. De esta manera, desarrollan sus habilidades cognitivas innatas, como la atención, la memoria, el razonamiento lógico y el pensamiento creativo.

Tabla 14. Concepto y tipos de «*juego*s psicomotores»

El «juego psicomotor» es una actividad que involucra movimientos corporales y habilidades motoras, y a la par promueve el desarrollo cognitivo y emotivo de una persona.

Este tipo de juego busca la integración de las habilidades físicas y mentales, fomentando la coordinación, el equilibrio, la destreza, la percepción espacial, la expresión corporal, la lateralidad de las funciones motoras, el control de la tensión y la relajación del cuerpo, el tipo de respiración y el establecimiento y defensa del espacio personal. Caillois afirma que hace al cuerpo más vigoroso, flexible y resistente; la vista, más penetrante; el tacto, más sutil y el espíritu, más metódico e ingenioso.

El «juego psicomotor» es especialmente importante en el desarrollo infantil, ya que ayuda a los niños a explorar y comprender su entorno, a desarrollar habilidades motoras gruesas y finas, a mejorar la coordinación mano-ojo y a fortalecer sus músculos.

Algunos ejemplos de juegos psicomotores para niños son:

1. **Juegos de equilibrio:** caminar en una línea recta, caminar sobre una viga o un banco bajo, saltar sobre obstáculos.

2. **Juegos de lanzamiento y puntería:** lanzar y atrapar pelotas, lanzar objetos hacia objetivos, juegos de puntería con dardos o flechas.

3. **Juegos de seguimiento de instrucciones:** como en el juego «Simón dice» en el que alguien indica el tipo de juego, por ejemplo, el juego de baile con instrucciones específicas de movimiento o el juego de imitar ciertos movimientos.

4. **Juegos de circuito:** crear un circuito con diferentes estaciones donde los niños realizan diferentes actividades físicas, como gatear, trepar, saltar.

5. Juegos de construcción y manipulación: usar bloques de construcción, rompecabezas, ensartar cuentas, juegos de encaje. Son útiles para desarrollar habilidades motoras finas.

Así como no existe un juego sin reglas, tampoco existe un juego sin objetivos. Lograr el objetivo supone ganar o triunfar. Se entiende que los juegos de los niños tienen que permitirles ganar de vez en cuando. No pueden ser tan difíciles que no puedan ganar, pues si se pierde siempre, experimentarán frustración y rechazo.

Otra característica del juego infantil es que tiene algo de «ensayo» o prueba, que es útil para perfeccionar el comportamiento en la vida real, con un reducido riesgo de sufrir, pues ganar o perder en el juego no tiene las mismas consecuencias que tienen esos resultados en un negocio o en un trabajo. El juego es «un ensayo» –pero serio– por la exigencia de someterse a unas reglas, si se quiere ser aceptado en el juego, pero no por los resultados de la actividad que se realiza, que no es nada seria: hacerse millonario o arruinarse en el Monopoly no es igual que ganar o arruinarse en los negocios.

Conviene diferenciar el «juego recreativo» de los momentos y espacios de ocio, del «juego pedagógico», que se realiza en la escuela. A los niños de 3 o 4 años, en la escuela, se les enseña con juegos a resolver problemas de las diversas áreas del conocimiento –cálculo, geografía, historia, literatura– y a adquirir conocimientos necesarios para la vida adulta. Es una formación principalmente de la inteligencia y de la imaginación creativa y, en menor medida, de la afectividad. Además, el juego educativo sirve para desarrollar la fuerza de voluntad y ciertas destrezas, habilidades y cualidades positivas de la personalidad, como son la resiliencia, empatía, asertividad, creatividad e inteligencia emocional. A los niños les gusta probar y demostrar sus habilidades porque en la experiencia de su propia fuerza y habilidad encuentran satisfacción. En este sentido, Alfred Adler, fundador de la psicología individual, afirmó que el impulso más básico del ser humano es la necesidad de satisfacer el deseo de poder, de dominio, de superación, para evitar el malestar que causa el sentimiento de inferioridad que acompaña a la debilidad, la incapacidad y el fracaso.

Así pues, el juego es una actividad esencial para el desarrollo integral del niño, pues mejora su capacidad psicomotora, cognitiva, emocional y social, como se explica a continuación con algo más de detalle:

1. Desarrollo psicomotor o sensorio-motor: desde su nacimiento, el ser humano entra en contacto con el mundo a través del cuerpo. Mediante el movimiento explora y conoce su cuerpo y su entorno;

mediante la manipulación de objetos desarrolla y perfecciona el control de su motricidad gruesa y fina; y mediante la expresión corporal da a conocer su mundo interior –lenguaje corporal–.

El juego activo –psicomotor– contribuye al desarrollo físico de los niños al fortalecer sus músculos y mejorar su coordinación motora y su sentido del equilibrio. Y, como el ser humano es una totalidad, el desarrollo psicomotor estimula el desarrollo intelectual, afectivo y social; es decir, estimula el desarrollo mental. Así lo afirma el famoso psicólogo constructivista suizo Jean Piaget, cuando dice que la inteligencia se construye a partir de la actividad motriz que el niño realiza desde los primeros momentos de su vida hasta los siete años. El juego motriz es también uno de los principales medios de relación e interacción del niño con los demás, y en esta etapa del desarrollo psicomotriz comienza a adquirir las habilidades sociales, los intereses y actitudes personales que le acompañarán durante el resto de su vida.

2. Desarrollo cognitivo: el juego favorece la creación de conexiones neuronales y el funcionamiento global del cerebro. Este desarrollo cerebral determina el desarrollo de habilidades cognitivas, como la memoria, la imaginación, el lenguaje, la atención, el pensamiento analítico, la capacidad de reflexión para encontrar la solución de problemas, el conocimiento de las causas de los acontecimientos vitales, la necesaria flexibilidad mental para la creatividad y la adquisición del pensamiento ético y moral para vivir una vida buena y feliz.

Según Sherrol y Singer –1979–, la fantasía lúdica y los procesos cognitivos están relacionados y se influyen mutuamente. La relación más fuerte se da entre el juego y el pensamiento creativo –o divergente– y la creatividad porque la imaginación se pone al servicio del pensamiento para inventar soluciones de los problemas que plantean los juegos para lograr sus objetivos.

El efecto positivo del juego es mayor en los niños con más fantasía y con afectos positivos –calma y alegría–, pues la afectividad positiva impulsa con fuerza la fantasía positiva. La creatividad implica salirse de los patrones de pensamiento y conducta conocidos y habituales, lo cual lleva a introducirse en un mundo desconocido en el que se corre mayor riesgo de sufrir dificultades, fracasos y derrotas. Por esta razón, los niños con emociones negativas tienen menos inclinación a correr ese riesgo de sufrir por medio de su creatividad, pues aumentaría el sufrimiento que ya les causan los propios afectos negativos. En cambio, los niños con afectos positivos son más valientes y están más dispuestos a inventar o crear cosas nuevas, a pesar del mayor riesgo de sufrir contrariedades.

El juego enseña a asumir libremente unas reglas, a marcarse unos objetivos, y ayuda a ejercitarse en asumir las derrotas. Saltarse las reglas –hacer trampas– significa cargarse el juego y dejar de jugar. Hace trampas el que no tiene afición ni interés por el juego, el que solo piensa en sí mismo y quiere probar su astucia saltándose las reglas. Así pues, el juego permite el desarrollo de la conciencia ética, pues ejercita la responsabilidad de someterse a reglas.

Existe una interrelación entre jugar bien y el rendimiento académico. Cuando el niño entra en la escuela sin haber recibido esa primera formación de cumplimiento de reglas que se adquiere jugando, se dedica a hacer trampas en los estudios, lo cual conduce al fracaso escolar. Un niño educado mediante el juego en la familia no suele hacer trampas en la escuela pues tiene conciencia ética.

El juego desarrolla también el autocontrol y la actitud cooperativa y democrática; y permite conocer las capacidades personales y las carencias propias, lo cual contribuye a lograr un autoconcepto y una autoestima realista.

En definitiva, el juego permite poner las bases de algunos rasgos importantes de la personalidad, en especial, del lenguaje, la imaginación y el pensamiento creativo. Facilita el desarrollo del lenguaje porque mejora su vocabulario, su capacidad de hablar y escuchar, la comprensión del habla y del lenguaje corporal y la adquisición de las señales y signos de la buena comunicación interpersonal. Facilita el desarrollo de la imaginación y del pensamiento creativo porque exige crear, editar y reconstruir narrativas, transformar el entorno y adaptarlo a los juegos de cada momento. Por eso, fomenta la creatividad y la imaginación, lo cual ayuda a desarrollar habilidades artísticas y literarias y a pensar de manera innovadora. Los juegos de representación –simbólicos, de rol, dramáticos y de ficción– son los que más desarrollan estas funciones psíquicas.

3. Desarrollo afectivo-emocional: el juego es principalmente disfrute y entretenimiento, proporciona alegría, que es la emoción positiva básica. Además, ayuda al niño a desarrollar habilidades emocionales, como la empatía, la autoestima –sentimiento de estima hacia uno mismo– la confianza en sí mismos –sentimiento de autoconfianza–. También ayuda a lograr el control de los impulsos que surgen de las emociones y la capacidad para manejar el estrés –ansiedad reactiva al ambiente–, pues permite relajarse y desconectar de las preocupaciones y tensiones propias de las tareas cotidianas.

El juego educa la afectividad siempre y cuando se juegue bien. Porque mediante el juego se aprende a ganar y a perder. Hay que enseñar al niño a saber ganar sin engreimiento y a saber perder sin frustración, ira, miedo o tristeza –emociones negativas básicas–, para poder adaptarse bien a la vida, que es una mezcla de ambas cosas. El equilibrio y bienestar emocional es capital para el buen desarrollo psicofísico del niño. Por eso, saber ganar y perder es señal de una afectividad firme y estable, lograda mediante el control de la voluntad sobre la afectividad, que se adquiere y se aprende jugando.

El juego ayuda a mejorar la tolerancia a la frustración, cuando se llevan bien los fracasos y derrotas, y cuando se persevera en el intento de alcanzar los objetivos del juego cuando requieren un elevado y continuado esfuerzo, que producen frustración e impulsan a abandonar el juego. El individuo que sabe ganar y perder, es decir, el que reacciona con emociones moderadas, sabrá afrontar los peligros y los fracasos de la vida sin padecer intensas emociones negativas que le impidan pensar, decidir y ejecutar las conductas adecuadas para superarlos. Es, pues, una persona fuerte que tiene bien educada su afectividad.

El juego es la actividad que más influye en el aprendizaje de expresión y regulación de las emociones para poder utilizarlas de modo adecuado, es decir, en armonía con la razón y la voluntad libre, que permitan una buena adaptación al entorno. El psicoanalista Erik Erikson afirma que el juego es una ventana a través de la que se puede conocer la vida emocional del niño. Y señala que los dos papeles más importantes del juego de los niños son: la expresión de su creatividad y el desarrollo de la capacidad de resolución de problemas. En ambas funciones del juego intervienen de modo entrelazado los procesos cognitivos y los afectivos. Así pues, el juego es un buen escenario para aprender a expresar, conocer, contener, integrar y modular los afectos.

La capacidad de expresar emociones en el juego se asocia con menos ansiedad y menos problemas psicológicos en la vida adulta, pues a través del juego el niño puede expresar los afectos negativos y tratar de controlarlos y anularlos. Pero la frecuente expresión de afectos negativos –miedo, ira y tristeza– en los juegos durante la infancia es un indicador temprano de depresión y de problemas de conducta en la vida adulta. Por otra parte, el juego es eficaz para tratar la depresión, la ansiedad crónica, la baja autoestima y los miedos, tanto en los niños como en los adultos. Una posible explicación de este efecto terapéutico del juego es que la expresión de las emociones permite la corrección por parte de los adultos cuando no es adecuada y permite al niño conocer su mundo afectivo y cómo influyen en él los estímulos ambientales. Este conocimiento le permitirá valorar su adecuación y la necesidad de un mejor dominio de su afectividad para lograr que su comportamiento sea más racional y libre, lo cual facilitará la estima de los demás y la autoestima. Además, el juego en grupo impulsa el desarrollo de la habilidad de ponerse en la perspectiva de los demás y empatizar con ellos.

La capacidad de expresar afectos en el juego tiene relación con una buena calidad de apego hijos-padres, con una mayor libertad de expresión emocional y con más emociones positivas en el futuro. Una buena capacidad de regular los propios afectos en el juego se relaciona con una mejor relación con los compañeros y amigos, y con menos problemas de interacción social.

Los niños expresan mediante en el juego sentimientos e ideas propias que muestran el mundo interior del niño. Por ello es una buena herramienta terapéutica, si bien facilita información del estado emocional del niño para el diagnóstico de los problemas psicológicos y por el efecto curativo que tiene la mera expresión de los sentimientos negativos, ya que la exteriorización de los mismos actúa como una válvula de escape emocional.

Poniendo nombre a los sentimientos durante el juego, el niño los comprende y los soporta mejor. Se ha comprobado que la expresión de sentimientos e ideas agresivas en el juego de modo repetido ayuda a resolver los conflictos y frustraciones internas. También le permite entender que los sentimientos e ideas agresivas son distintas de las acciones violentas, que tienen consecuencias negativas en el mundo real, y, por ello, deben ser evitadas. Algo similar ocurre con el miedo, la tristeza, la vergüenza y los demás afectos negativos.

4. Desarrollo social: los primeros juegos son intercambios muy sencillos entre personas que crean y fortalecen vínculos afectivos, y así ponen las bases de la comunicación interpersonal. El juego es el primer escenario donde los niños establecen estructuras de participación, de regulación y de roles sociales. Con el tiempo, los juegos adquieren un mayor nivel de complejidad que exige una mayor implicación de las capacidades cognitivo-afectivas que estimulará el desarrollo de estas capacidades.

La buena adaptación social se basa en la capacidad de conocer y cumplir las reglas y normas sociales, y los juegos, al basarse en reglas, son la mejor manera de adquirir ese aprendizaje que, además, contribuye a la adquisición de la conciencia moral, que actúa como un GPS al indicar el camino correcto para ser una buena persona.

El juego fomenta y fortalece las relaciones interpersonales al conectar a las personas de una manera divertida y relajada, es decir, de manera positiva, que es el signo de la unión y camaradería. Además, el juego enseña a interactuar con otros y a desarrollar habilidades sociales positivas, como el trabajo en equipo, la comunicación, la negociación, la complicidad, la tolerancia y la resolución de conflictos. Los juegos cooperativos facilitan el desarrollo del sentido de responsabilidad en el logro de los objetivos del grupo, la generosidad, la comunicación positiva, la participación activa y la adaptación social.

A la vista de las características de los juegos que son más beneficiosas para el desarrollo de la personalidad de los niños, se puede intuir cuáles son los juegos más beneficiosos para ellos –Tabla 15–. Pero es importante tener en cuenta la edad y las preferencias individuales de cada niño al elegir los juegos.

Además, es recomendable equilibrar el tiempo de juego con otras actividades, como el estudio, la lectura y la interacción social. La palabra «equilibrio» es clave para tener una mente sana y madura.

> **Tabla 15. Los tipos de juegos más beneficiosos para los niños[65]**
>
> 1. **Juegos de construcción:** como «LEGO, Mega Block, K´NEX, Geomag, Tegu, Lincoln Logs, Playmags», construcción con bloques de madera. Ayudan a los niños a desarrollar habilidades motoras finas, coordinación mano-ojo y pensamiento espacial.
>
> 2. **Rompecabezas:** de cartón, tridimensionales, de madera, de encaje, de palabras cruzadas, de números o sudoku, digitales. Estimulan el pensamiento lógico, la concentración y la capacidad de resolución de problemas. Además, ayudan a mejorar la coordinación mano-ojo y las habilidades de manipulación.
>
> 3. **Juegos de mesa:** «monopoly, los colonos de Catan, carcassonne, ticket to ride, el cluedo, scrabble, dominion, Puerto Rico, pandemic, cartas, ajedrez, damas». Fomentan la interacción social, el trabajo en equipo y el

---

[65] ChatGPT.

desarrollo de habilidades cognitivas, como el pensamiento estratégico y la toma de decisiones.

4. **Juegos activos al aire libre:** como la cuerda para saltar, la rayuela y los deportes. Promueven la actividad física y la coordinación motora, y, cuando se hacen en grupo, desarrolla las habilidades sociales y el *fair play*[66]. Preparan a los niños para ser hábiles y diestros en el ejercicio de los trabajos, conducción de vehículos, deportes, manualidades. El logro de esta destreza contribuye a mejorar la autoestima.

5. **Juegos de exploración y descubrimiento:** actividades de exploración del entorno, como excursiones al aire libre, observación

---

[66] *Fair play* es un anglicismo muy arraigado en el español, que se supone jugar y competir con respeto, integridad y cumplimiento de las reglas del juego. Es un principio que promueve la caballerosidad, la honestidad y la conducta ética en la victoria y en la derrota.

En el deporte supone el cumplimiento de las reglas del juego, el trato respetuoso a los contrarios, la aceptación de las decisiones de los árbitros y jueces sin confrontación, y pone el énfasis en vivir el espíritu y los valores del juego por encima de la mera victoria. Este modo de actuar se puede extender a otros campos de la vida, como los negocios, la política y las relaciones sociales, y conlleva tratar a los demás con delicadeza, honestidad y respeto, con independencia de las circunstancias y objetivos deseados. Es una actitud que favorece jugar con calidad, salvaguarda el bienestar y la igualdad de oportunidades de éxito de todos los participantes; y promueve la confianza, la camaradería, el mutuo respeto, el disfrute y la integridad de toda actividad competitiva.

de la naturaleza y experimentos científicos simples. Promueven la curiosidad, la capacidad de observación, el pensamiento crítico y el amor por el aprendizaje.

6. **Juegos cooperativos:** en los que los niños trabajan juntos para lograr un objetivo común. Les ayuda a desarrollar las habilidades sociales de empatía, cooperación, altruismo, respeto, responsabilidad, lealtad, liderazgo.

7. **Juegos de roles y de imitación:** como jugar a ser médico, maestro, cocinero, padres. Estimulan la creatividad, la imaginación, el lenguaje y la capacidad de resolución de problemas, mientras exploran y se preparan para ejercer roles y adaptarse a las situaciones de la vida real.

8. **Juegos de memoria:** como el «Simón dice»[67] o las cartas de memoria. Ayudan a mejorar la memoria, la concentración y la atención.

9. **Juegos de palabras y lenguaje:** como el «*Scrabble*[68] o el ahorcado»[69], fomentan el desarrollo del vocabulario, la ortografía y la comprensión lectora.

---

[67] Anexo I.
[68] Anexo I.
[69] Anexo I.

10. **Juegos de música:** como tocar instrumentos de juguete o hacer ritmos con objetos cotidianos. Estimulan la creatividad, la coordinación y la sensibilidad auditiva.

11. **Juegos de arte y manualidades:** pintar, dibujar, modelar con plastilina o hacer manualidades. Fomenta la expresión creativa, la coordinación mano-ojo y la autoexpresión.

12. **Juegos que aporten conocimientos básicos para la vida adulta:** lingüísticos, geográficos, culturales, culinarios, botánicos, biológico-sanitarios, ecológicos.

13. **Juegos que ayuden a desarrollar cualidades psicológicas positivas:** valentía, iniciativa, perseverancia, resiliencia, creatividad, asertividad, empatía, responsabilidad, tolerancia, altruismo, afán de superación.

14. **Juegos de razonamiento y debate:** que contribuyan a desarrollar la capacidad de pensar y de expresar adecuadamente lo pensado para hacerse entender y demostrar la corrección y adecuación de las propias ideas, proyectos y convicciones.

15. **Juegos de estrategias y solución de problemas:** que faciliten la adquisición de la habilidad de planificar adecuadamente la ac-

tuación para lograr los propios objetivos y para solucionar los problemas que puedan surgir en el camino que conducen a dichos objetivos.

En resumen, el juego no es un mero pasatiempo, sino una poderosa herramienta de aprendizaje que proporciona el contexto apropiado para satisfacer las necesidades educativas básicas del aprendizaje infantil. Por su carácter motivador, resulta vital para estimular y facilitar la participación de los niños en las actividades que pueden resultarles poco atractivas o rutinarias. Los niños son verdaderos especialistas en el juego y en modificar sus conductas y actitudes mediante él. Con el juego descubren el valor del *otro* e interiorizan actitudes, valores y normas que contribuyen a su desarrollo cognitivo-afectivo-social.

7.1. Beneficios del juego en los adultos

El juego desempeña también un papel importante en la vida de los adultos, por sus numerosos beneficios y por contribuir a su bienestar general. A continuación se explican brevemente algunos de los beneficios[70]:

---

[70] ChatGPT.

1. Reducción del estrés: el juego puede ayudar a reducir el nivel de estrés y proporcionar un descanso de las preocupaciones diarias. Al participar en actividades lúdicas, los adultos suelen relajarse y disfrutar, lo cual actúa como un antídoto psicológico del malestar que acompaña con frecuencia la vida de toda persona. El estrés crónico es una vivencia emocional que se relaciona con numerosos trastornos psicosomáticos –enfermedades autoinmunes, cánceres, infecciones de repetición, cefaleas, molestias digestivas, obesidad– y psicopatológicos –crisis de pánico, depresión, insomnio, psicastenia, fibromialgia–. Así pues, todas las actividades que evitan y alivian el estrés –entre ellas, el juego– son estrategias de prevención de muchas enfermedades.

2. Estimulación mental: todos los juegos precisan de la actividad de las funciones cognitivas –atención, percepción, memoria, imaginación y pensamiento–, que depende de la actividad del cerebro. Los juegos de mesa, rompecabezas, videojuegos y otras actividades recreativas estimulan el funcionamiento cerebral y aumentan su neuroplasticidad, lo cual mejora las funciones cognitivas. Como los juegos hacen disfrutar, es decir, producen sentimientos agradables, el jugador se siente impulsado a seguir jugando, lo cual hace que el ejercicio mental cueste menos que cuando se ejercita para cumplir las obligaciones de la vida ordinaria. Este ejercicio es más importante a medida que las personas envejecen, ya que así se frena el deterioro cognitivo. El buen funcionamiento cognitivo tiene un gran influjo en la calidad de vida de las personas.

3. Mejora de las habilidades sociales: el juego proporciona oportunidades para interactuar, comunicarse y crear lazos afectivos con otras personas. Los adultos suelen jugar a juegos de mesa, juegos deportivos y videojuegos con amigos, familiares o compañeros de trabajo, lo cual les permite fortalecer esas relaciones y aumentar su afecto mutuo. Participar en actividades recreativas en grupo tiene un efecto facilitador del trabajo en equipo, la cooperación, la comunicación y la construcción de relaciones sociales. De esta manera agradable, las personas se integran y se sienten integradas en el entorno social. Lo anterior no sucede cuando el jugador tiene una personalidad negativa, es decir, con emociones y sentimientos negativos habituales –miedo, ira, tristeza, envidia, celos–, que transmiten a los demás jugadores ese negativismo.

4. Fomento de la creatividad: todo juego fomenta la creatividad y la imaginación, pues su ejercicio es necesario para lograr los objetivos del juego. En el juego, el jugador debe elaborar sus estrategias de actuación e imaginarse las de sus contrarios para defenderse y combatirlas. El juego permite explorar, experimentar y probar nuevos comportamientos –inesperados para los demás– sin los riesgos que supone hacerlo en las actividades serias, con lo que puede mejorar la creatividad. Cuanto más jugamos, más geniales –ingeniosos– nos volvemos.

5. Aprendizaje continuo y desarrollo personal: el juego puede ser también una herramienta poderosa para el aprendizaje. Los juegos educativos y de simulación pueden ayudar a adquirir nuevas habilidades, conocimientos y competencias, tanto en el ámbito personal como profesional. También puede ayudar a mejorar habilidades como la resolución de problemas, la toma de decisiones, la creatividad y la coordinación mano-ojo. Hoy en día hay muchos trabajos técnicamente cualificados que se pueden aprender mediante juegos de simulación por ordenador.

6. Promoción del equilibrio entre el trabajo y el descanso: el juego puede ayudar a lograr un equilibrio en la vida personal entre el trabajo y el descanso. Participar en actividades recreativas y divertidas proporciona el descanso necesario para mejorar la productividad y el estado de ánimo, y evitar el agotamiento profesional –o *burnout*–. El equilibrio entre las actividades lúdicas y serias de la vida contribuye al equilibrio mental. En el lenguaje común se identifica el desequilibrio mental con la enfermedad mental.

7.2. Beneficios del juego en los ancianos[71]

La vejez es una etapa de la vida en la que las limitaciones físicas y mentales no permiten realizar muchas de las actividades productivas de la vida adulta y, por eso, se dispone de mucho tiempo de ocio. Pero la clave de un envejecimiento saludable estriba en saber disfrutar de un tiempo de ocio de calidad, que favorezca la actividad física, para mantener la fuerza muscular que permita la autonomía de movimientos; el ejercicio de la memoria y el pensamiento, para prevenir el deterioro cognitivo; el cuidado de la salud mental, para evitar la depresión y la angustia; y una rica vida social, que aporte el afecto necesario para ser feliz. Y si, además, estas actividades de ocio se realizan al aire libre y de forma lúdica, se logra una calidad de vida excelente.

La literatura gerontológica señala la importancia del juego para la salud y la calidad de vida de las personas mayores, pues es un modo agradable de fomentar el envejecimiento activo. Se recomiendan los juegos que resulten interesantes y con base en los gustos y preferencias de cada uno, para que de este modo se vivan con participación y entrega; solo así el juego será sentido como algo divertido y placentero.

---

[71] ChatGPT.

A continuación, se explican brevemente los beneficios del juego en la tercera edad.

1. Estimulación cognitiva: los juegos estimulan la actividad mental y cognitiva de los mayores. Participar en actividades lúdicas desafiantes, como rompecabezas, crucigramas, juegos de estrategia y juegos de palabras, ayuda a tener la mente activa, que mantiene la agilidad mental y mejora la memoria, la atención y el razonamiento, lo que les hace sentirse bien consigo mismos.

2. Estimulación corporal: algunos juegos implican actividad física, lo cual es beneficioso para la salud y el bienestar físico del anciano. Jugar al aire libre, practicar deportes y participar en actividades físicas en grupo les ayuda a mantenerse activos, lo cual aumenta su esperanza y calidad de vida. Los juegos de mesa con movimientos, los juegos de pelota y los videojuegos interactivos ayudan a mejorar la coordinación y la movilidad física. Son especialmente beneficiosos para las personas con problemas de equilibrio o movilidad reducida. Pueden ser utilizados como una forma de terapia o rehabilitación para ayudar en la recuperación física después de una lesión o enfermedad, pues fortalecen los músculos y mejoran la movilidad y la autonomía.

3. Estimulación afectiva: participar en actividades lúdicas libera endorfinas, sustancias químicas moduladoras cerebrales que generan sensaciones de bienestar y felicidad. El juego es una forma divertida de aliviar el estrés y la ansiedad. Los juegos de mesa, los rompecabezas y la participación en actividades recreativas ayudan a distraer la mente, reducir la tensión y promover la relajación. Los juegos de roles, las manualidades y las actividades artísticas pueden ser una forma de expresión emocional que disipa las emociones negativas y potencia las positivas. En general, las actividades que nos ponen en contacto con cosas y personas bellas, buenas y auténticas producen sentimientos de paz y alegría. Participar en juegos brinda a los mayores la oportunidad de establecer metas, superar desafíos y experimentar un sentimiento de dominio y capacidad, lo que eleva su autoestima, aumenta la confianza en sí mismos y mejora su bienestar emocional.

4. Estimulación social: los juegos son una oportunidad para la comunicación e interacción con otras personas. Jugar en grupo ayuda a establecer nuevas amistades, fortalecer relaciones existentes, combatir la soledad y sentirse aceptados, estimados y queridos, lo que mejora considerablemente la calidad de vida del anciano.

Es importante adaptar los juegos a las habilidades y preferencias individuales de cada persona. Además, siempre es recomendable consultar con un profesional de la salud antes de iniciar cualquier actividad nueva, especialmente si existen condiciones médicas preexistentes.

8. EL JUEGO PATOLÓGICO: DIAGNÓSTICO, FACTORES DE RIESGO Y TRATAMIENTO

El juego patológico, también conocido como «ludopatía» y «ludomanía», es un trastorno mental en el que una persona siente la necesidad incontrolable de jugar, incluso cuando le causa problemas personales, financieros, legales, laborales, sociales o familiares. El adecuado uso de los juegos se denomina «juego funcional o recreativo», mientras que el uso patológico se denomina «juego disfuncional o adictivo». Este trastorno aparece por primera vez en el manual de enfermedades de la Organización Mundial de la Salud –OMS– en el año 1977, en el denominado CIE-9 –Clasificación Internacional de Enfermedades, 9ª revisión–, y se incluye entre los trastornos del control de los impulsos junto a la cleptomanía, piromanía y tricotilomanía. Es definido como un fracaso crónico y progresivo en la capacidad de resistir los impulsos de jugar y de controlar la conducta durante el juego, lo que compromete, altera o lesiona los intereses personales, familiares o vocacionales del sujeto. Es recogido por primera vez en el manual de enfermedades de la Asociación de Psiquiatría Americana –APA– en 1980, en el denominado DSM-III –*Diagnostic and Statistical Manual of Mental Disorders*, tercera revisión–, y, al igual que en el CIE-9, se incluye entre los trastornos del control de los impulsos.

Los estudios posteriores han ido poniendo de manifiesto una mayor similitud de la «ludopatía» con los trastornos por consumo de sustancias, drogodependencia y alcoholismo –efectos de tolerancia y de abstinencia–, que con los trastornos del control de los impulsos. Y desde el DSM-5 –año 2013– y la CIE-11 –año 2019–, se incluye en la misma categoría que el trastorno por consumo de sustancias. La CIE-11 también incluye en esta categoría el trastorno por videojuegos, pero no lo hace la DSM-5-TR, que lo considera un problema psicológico que requiere mayor investigación.

En las dos últimas décadas, el juego patológico comprende dos nuevas modalidades: el juego de apuestas y los videojuegos. El término «ludopatía» se emplea sobre todo para los juegos de apuestas, mientras que el uso patológico de videojuegos tiene otras denominaciones que se verán más adelante.

El juego patológico puede afectar a personas de ambos sexos, cualquier edad y estatus socioeconómico, y se ha asociado con otros trastornos mentales, como la depresión, la ansiedad y el abuso de sustancias. Es una conducta adictiva que lleva a la persona a dedicar demasiado tiempo a jugar, a gastar grandes cantidades de dinero y a descuidar sus responsabilidades diarias. La incidencia a nivel mundial se sitúa entre el 0,1% y el 5,8% de la población. En nuestro país, los datos del año 2023 fueron: el 49% de la población mayor de 15 años juega, de los cuales el 52% son hombres y el 48% mujeres. El juego online representa el 3,3% de la población, de los cuales el 25% son mujeres y el 75% hombres, siendo del 0,72% la prevalencia de la «ludopatía» de la población general –1,15% de hombres y el 0,31% de mujeres–. El riesgo de adicción al juego online es 10,5 veces superior al juego tradicional[72].

La población adulta suele jugar más a juegos tradicionales –bingo, casinos, máquinas, póquer, etc.–, mientras que los adolescentes y los jóvenes hasta los 26 años juegan sobre todo online. La tasa más alta de adicción al juego se da en los adolescentes, aunque tengan prohibido jugar en España y en otros muchos países. Los juegos más frecuentes entre los adolescentes son los de apuestas deportivas, tanto en máquinas en salones recreativos como en dispositivos móviles, ordenadores y *tablets*. Además, se ha demostrado una relación

---

[72] A. BELLOCH; B. SANDÍN; F. RAMOS, *Manual de Psicopatología*, 4ª Ed. McGraw Hill, Madrid 2024.

entre el inicio temprano del juego y la gravedad de este trastorno en la edad adulta.

8.1. Diagnóstico de juego patológico «ludopatía»

El diagnóstico de la «ludopatía» se realiza mediante la evaluación clínica y psicológica del paciente. En la Tabla 16 se recogen los criterios de diagnóstico –CIE-11 y DSM-V– del juego patológico o «ludopatía».

Tabla 16. Criterios de diagnóstico del juego patológico o ludopatía –DSM-5-TR–

A. Conducta de juego problemática y recurrente, que provoca un deterioro o malestar clínicamente significativo y se manifiesta porque el individuo presenta cuatro –o más– de los siguientes criterios durante un periodo de 12 meses.

1. Necesidad de aumentar la cantidad de dinero que se apuesta o el tiempo que se invierte para sentir el mismo nivel de emoción –efecto de tolerancia–.

2. Inquietud o irritabilidad cuando se intenta reducir o interrumpir el juego –efecto de abstinencia–.

3. Esfuerzos infructuosos para controlar, reducir o interrumpir el juego.

4. Juego como una forma de evadir problemas o sentimientos negativos –desamparo, culpabilidad, ansiedad, depresión–.

5. Mentiras para ocultar la magnitud del juego.

6. Se comprometen o pierden relaciones sociales, trabajo, oportunidades educativas o profesionales debido al juego.

7. Dependencia de otros para obtener dinero debido a pérdidas financieras causadas por el juego.

8. Necesidad de volver a jugar después de perder dinero para recuperarlo.

9. Se ha experimentado una disminución en el rendimiento laboral o académico debido al juego.

10. Se han realizado actos ilegales, como robo o fraude, para financiar el juego.

B. Este comportamiento de juego no se explica mejor por un episodio maniaco.

Es importante destacar que no es necesario que una persona presente todos estos criterios para que se le diagnostique de «ludopatía». Pues se puede diagnosticar esta patología cuando está en los inicios y aún no se cumplen todos los criterios si la evaluación clínica y psicológica la realiza una persona con experiencia. Una vez hecho el diagnóstico, es importante buscar con prontitud ayuda profesional especializada, ya que la terapia y el tratamiento adecuado pueden ayudar a controlar el impulso de jugar y mejorar la calidad de vida del paciente. Cuanto más tiempo dura la adicción, mayor arraigo adquiere en la psicología de la persona, haciendo cada vez más difícil abandonar la adicción.

La sabiduría popular afirma que «más vale prevenir que curar». Por eso, conviene conocer, controlar y evitar los factores que impulsan y predisponen a la adición. Hay algunos factores de riesgo que dependen de las características de las personas, y otros son consecuencia de las características de los juegos. A continuación se explicarán brevemente más adelante algunos de estos factores de riesgo.

En las dos últimas décadas, el uso de los videojuegos –también llamados juegos digitales o juegos de pantalla– se ha difundido rápidamente, ha aumentado el número de jugadores y el tiempo que se dedica a ellos. Con esta expansión ha crecido el número de adictos, que sufren consecuencias similares a los del juego patológico de apuestas y a los adictos a sustancias. En inglés, a este juego patológico se le denomina «Internet Gaming Disorder» –IGD–, que se describe en la sección III del DSM-V y en la versión revisada del DSM-5-TR –APA, 2022–. En la Tabla 17 se recogen los nueve criterios de diagnóstico de este trastorno, varios de ellos similares a los del juego patológico de apuestas.

Tabla 17. Criterios de diagnóstico del juego por internet disfuncional –DSM-5–

A. Conducta de juego problemática y recurrente, que provoca un deterioro o malestar clínicamente significativo, y se manifiesta porque el individuo presenta cinco –o más– de los siguientes criterios durante un periodo de 12 meses.

1. Preocupación por los videojuegos.

2. Abstinencia al quitarle los videojuegos –emociones disfóricas: irritabilidad, ansiedad o tristeza–, sin signos físicos de abstinencia.

3. Tolerancia al jugar –necesidad de aumento gradual del tiempo de juego–.

4. Dificultad para controlar su implicación en videojuegos.

5. Pérdida de interés en otras actividades, excepto en jugar videojuegos.

6. Continuación del juego a pesar de los problemas que va ocasionando.

7. Engaños a su familia o a otras personas sobre la cantidad de tiempo que juega.

8. Videojuegos para aliviar o evitar estados de ánimo negativos.

9. Riesgo de perder relaciones u oportunidades debido al uso de videojuegos.

B. El uso de internet debe ser exclusivo para jugar a videojuego —se excluye el uso de redes sociales, pornografía, apuestas online, otros usos recreativos o sociales—.

C. El nivel de gravedad actual va de leve a severo, y se establece en función del número de síntomas y de las horas invertidas en jugar videojuegos, así como de la afectación en la vida cotidiana del individuo.

Estos criterios se pueden agrupar en tres apartados: a) dificultades de control sobre el uso de los videojuegos —criterios 1, 4, 5—; b) abstinencia y tolerancia —criterios 2 y 3—; c) problemas derivados de los videojuegos —criterios 6, 7, 8, 9—.

La 11ª revisión de la clasificación internacional de enfermedades —CIE-11— elaborada por la

Organización Mundial de la Salud –OMS– en el año 2018 incluye estos trastornos en un apartado denominado «Trastornos debidos al uso de sustancias o conductas adictivas», que tiene dos subapartados: a) trastornos debidos al uso de sustancias y b) dos trastornos derivados de comportamientos adictivos: trastorno por juego de apuestas –en inglés, *gambling disorder*– y trastorno por videojuegos –en inglés, *gaming disorder* o GD–, que puede ser *online* y *offline*, siendo más adictivos los *online*, sobre todo los juegos MMO –multijugador masivo en línea, en inglés *massive multipayer online*–, que pueden ser jugados de forma simultánea por varios jugadores conectados en red, usualmente a través de grupos o clanes. Entre los MMO, los más populares son los videojuegos de rol –MMORPG: *Massive Multiplayer Online Rol-Paying Games*–, en los que el jugador crea un avatar o personaje; están diseñados para no tener un final, se actualizan permanentemente y el juego continúa, aunque el jugador no esté conectado. Los videojuegos *offline* son los preferidos por los niños más pequeños. Las características de la adicción a videojuegos *online* y *offline* son similares, con la única diferencia del reforzamiento social positivo por la pertenencia e identidad de grupo o equipo de los videojuegos *online*. Por esta semejanza, el diagnóstico es único: «trastorno por videojuegos» o «trastorno por juegos» –*videogaming disorder* o *gaming disorder*, en inglés–[73].

Esta clasificación de la OMS pone de manifiesto la semejanza en origen y consecuencias de las adicciones a sustancias y al juego. Para realizar este diagnóstico se precisa, además, que este patrón de juego sea persistente o recurrente, que provoque una afectación significativa en alguno de los ámbitos esenciales de la vida de la persona en un periodo de al menos doce meses, aunque pueda ser menos tiempo si la intensidad de los síntomas es grave.

El trastorno por videojuegos es el doble de frecuente en los varones que en las mujeres, en especial en los jóvenes. Y entre los adictos, los varones juegan más días y más horas cada día que las mujeres. Esta diferencia se mantiene constante en todos los grupos de edad, incluso entre niños y niñas pequeñas. Aún no se conocen las causas de esta diferencia, y se piensa que puede deberse a una interacción entre factores biológicos –áreas cerebrales implicadas en los circuitos de motivación, recompensa y autorregulación–, factores psicológicos –vulnerabilidad al estrés– y sociológicos –roles de género y estilos de afrontamiento del estrés–. La mayoría de los juegos comerciales están diseñados por hombres y para hombres, con unas

---

[73] A. BELLOCH; B. SANDÍN; F. RAMOS, *Manual de Psicopatología*, 4ª Ed. McGraw Hill, Madrid 2024.

características atractivas para su psicología, como son la competitividad, la violencia, el control del territorio, la dominación, la hipersexualización de la figura femenina y el humor áspero. Estas características son especialmente atractivas para el varón adolescente, que constituye el grupo de edad más vulnerable para este trastorno.

8.2. Factores de riesgo del juego patológico o disfuncional

Cuando los problemas y las enfermedades tienen una sola causa y esta es conocida, resulta más fácil controlar y evitar la causa y el efecto. Cuando un trastorno tiene difícil solución, suele deberse a que la causa es una confluencia de varias causas que interaccionan de modo diverso en cada persona. Esto último es lo que ocurre con las adicciones, que son el resultado de una confluencia de factores de índole diversa: biológica, psicológica sociológica y cultural. Por eso, la perspectiva de estudio ha de ser bio-psicosocial. A continuación se explican brevemente algunos de estos factores causales o de riesgo de adicción del juego de apuestas y de los videojuegos. Después se explicarán los factores de riesgo dependientes de las características de los videojuegos, que confluyen con las características bio-psicosociales del jugador para producir una intensa adicción, sobre todo, en los sujetos jóvenes.

8.2.1. *Factores de riesgo psicológicos*

Afortunadamente, son una minoría las personas adictas al juego, pero estos casos se han dado en todas las épocas de la historia y han causado mucho sufrimiento. Se puede pensar con buena lógica que los adictos al juego tienen algunas características psicológicas diferentes a las de quienes no lo son. A continuación se exponen brevemente algunas de esas características.

1. Factores de personalidad: las personas con mayor riesgo de ser adictas al juego son las que tienen una elevada impulsividad, necesidad de emociones intensas, sentimiento de inferioridad, dificultad para controlar las emociones y un estado emocional habitualmente negativo que se califica de elevado «neuroticismo». Teniendo en cuenta que nadie piensa que ser adicto es bueno y, por lo tanto, nadie quiere serlo, se puede deducir que la fuerza que impulsa a jugar sin control es una situación afectiva –emociones y sentimientos– de tipo negativo. Estas personas buscan en el juego el modo de evadirse de su malestar afectivo.

El 43 % de los ludópatas tienen algún trastorno de personalidad que puede explicar su mayor riesgo de jugar sin control, pues esta probabilidad es nueve veces superior a la de los jugadores que no tienen problemas con el juego. Las personas adictas a los videojuegos tienen con más frecuencia que los no adictos un trastorno de personalidad del «*cluster C*» de la DSM –obsesivo-compulsiva, ansiosa y dependiente–. Los adictos a los juegos tradicionales de apuestas tienen con más frecuencia un trastorno de personalidad del «*cluster B*» de la DSM –*borderline*, antisocial, narcisista, histriónico–, siendo la personalidad «*borderline*» o límite la más frecuente. Existe una estrecha relación de los trastornos de personalidad con la gravedad de la adicción: el comienzo temprano, la presencia de otros trastornos mentales y el riesgo de suicidio[74].

2. Factores psicológicos: como se acaba de decir, las emociones y sentimientos negativos –ira, miedo, tristeza– se asocian con las adicciones, incluyendo la del juego. Por lo tanto, los trastornos mentales en los que las emociones negativas son más intensas y frecuentes, como la depresión, la ansiedad o el estrés, aumentan el riesgo de desarrollar adicción al juego, pues estas personas recurren al juego como una forma de escape o distracción de su malestar. Por otra parte, las personas con adicción al juego de apuestas tienen tasas más elevadas de depresión, trastorno bipolar, trastornos de ansiedad –pánico, fobias, ansiedad generalizada–, alcoholismo e ideación suicida que la población normal[75].

---

[74] A. Belloch; B. Sandín; F. Ramos, *Manual de Psicopaatología*, 4ª Ed. McGraw Hill, Madrid 2024.

[75] Ibid.

8.2.2. *Factores de riesgo socioambientales*

El ser humano es un ser reactivo a su entorno; entorno que percibe mediante los sentidos y que le produce unas vivencias afectivas que influyen en el modo de funcionar mentalmente y de comportarse. Por ello, hay *climas* sociales que favorecen las adicciones y otros que las dificultan, según las vivencias afectivas que generan en los ciudadanos. Los psicólogos conductistas (Paulov, Watson y Skinner) han afirmado la importancia de los reflejos condicionados en el comportamiento –también en las adicciones– de las personas. A continuación se explican brevemente algunas de las características sociales que favorecen la adicción al juego.

1. Factores sociales: la falta de habilidades sociales –habilidad para hacer amigos– o de una red de apoyo psicológico sólida puede hacer que las personas se refugien en los juegos como una forma de conectarse con otros o de sentirse parte de una comunidad. Por otra parte, pertenecer a un grupo de amigos o conocidos con un recurso frecuente al juego puede impulsar a jugar por imitación.

2. Factores ambientales –acceso y disponibilidad–: la facilidad de acceso a los juegos de apuestas y videojuegos, ya sea a través de dispositivos móviles, consolas de juegos, ordenadores o salas de juego, aumenta el riesgo de adicción, especialmente si los juegos son gratuitos. La gran difusión y publicidad de los juegos de apuestas y la propaganda de los locales de apuestas, de venta de loterías y de salas de juego, es un factor determinante del aumento de las adicciones al juego de las últimas décadas.

Algunos autores hablan de una «cultura del juego», que se difunde a través de los medios de comunicación y de entretenimiento, de las redes sociales, la publicidad y el marketing; y que es favorecida por leyes permisivas y por el silencio de los estamentos gubernamentales sobre los peligros del juego, dado que es un sector muy lucrativo para muchas entidades, tanto privadas como públicas.

3. Ambiente familiar y educativo: un entorno familiar o educativo que fomente el uso excesivo de videojuegos, ya sea permitiendo un acceso ilimitado o ignorando las señales de peligro, es un factor de riesgo de la adicción. Los educadores, además de ocuparse del rendimiento académico de los jóvenes, han de ocuparse de la educación de su personalidad. En esa educación es de capital importancia el autoconocimiento y el autocontrol, para vivir una vida con libertad y felicidad.

4. Falta de actividades alternativas: la escasez de ofertas recreativas saludables en el entorno puede hacer que las personas recurran a los juegos de apuestas y a los videojuegos como su principal fuente de entretenimiento o escape, aumentando así el riesgo de adicción.

8.2.3. *Los factores riesgo dependientes del diseño de los videojuegos*[76]

Una persona se hace adicta a una sustancia o a una conducta que le produce un bienestar psicológico inmediato e intenso, que además es de fácil acceso, socialmente aceptada y, a veces, prestigiada en ciertos ambientes o grupos. En este sentido, para explicar las razones por las que los videojuegos se han difundido de modo tan rápido y están causando numerosos casos de adicción, hay que considerar las características del diseño de los videojuegos. A continuación se explican brevemente algunas de esas características adictivas del diseño.

1. Recompensas y gratificación instantánea: muchos videojuegos ofrecen recompensas inmediatas por completar tareas o alcanzar objetivos. Estas gratificaciones estimulan de modo intenso el sistema de recompensa del cerebro y fomenta el deseo de seguir jugando. El riesgo de adicción es mayor en aquellas personas con dificultad para postergar la gratificación o con una necesidad permanente de experiencias estimulantes para no sentir la frustración que acompaña al tedio y al aburrirse.

---

[76] Ibid.

El psicólogo americano Claude Robert Cloninger afirma que se trata de personas con un temperamento predispuesto para la «búsqueda de sensaciones» y la «dependencia de recompensa».

2. Progresión y logros: los videojuegos con mayor riesgo de adicción son los que tienen sistemas de progresión y logros que motivan a los jugadores a seguir jugando para desbloquear el contenido adicional, mejorar sus habilidades o alcanzar objetivos más difíciles. Esta sensación de progreso constante mejora el sentimiento de estima y aprecio de sí mismo, lo que es muy agradable y puede mantener a los jugadores comprometidos durante largos periodos de tiempo. A lo anterior se añade el malestar psicológico que produce el dejar las cosas a medias o pendientes, lo que es una constante del funcionamiento mental y que impulsa al jugador a seguir jugando.

3. Elementos de juego social: los juegos multijugador en línea y los juegos que fomentan la interacción social pueden ser particularmente adictivos, porque los jugadores se sienten bien al estar conectados con otras personas a través del juego y experimentar la sensación de pertenencia a una comunidad.

Los juegos que incluyen elementos de competencia, como los torneos o enfrentamientos entre jugadores, pueden motivar al jugador a seguir jugando para mejorar sus habilidades y superar a sus contrincantes. La satisfacción de la necesidad afectiva de ser estimados y queridos impulsa a jugar hasta dominar el juego y tener éxitos que produzcan la admiración de los demás jugadores.

4. Elementos de colección y personalización: los juegos que permiten a los jugadores coleccionar objetos virtuales, personalizar personajes o construir y mejorar cosas dentro del juego son adictivos porque ofrecen una sensación de enriquecimiento y logro, que satisface la necesidad afectiva de poseer para sentirse valioso y tener éxito social, lo que produce la admiración y estima de los demás.

5. Diseño de niveles y mecánicas de juego adictivas: los juegos están diseñados cuidadosamente para mantener a los jugadores comprometidos y entretenidos. Esto se logra con mecánicas de juego emocionantes, diseño de niveles que desafían constantemente al jugador y una curva de dificultad bien equilibrada que hace que el juego sea accesible pero desafiante. La satisfacción de la necesidad afectiva de seguridad y poder que produce la mejora personal en las tareas que se realizan está detrás del impulso de jugar videojuegos con estos diseños.

6. Inmersión y escape: los juegos ofrecen mundos virtuales detallados y envolventes que permiten a los jugadores escapar de la realidad y sumergirse en una experiencia completamente nueva. Esta sensación de escapismo puede ser especialmente atractiva para aquellos que buscan evadirse de los problemas o situaciones estresantes en su vida. La intensa activación emocional que producen las experiencias de estos juegos precisa de una atención y concentración tan profundas que llegan a anular –por completo– la atención debida a las tareas y vivencias de la realidad.

8.4. Tratamiento del juego patológico

El tratamiento de las adicciones es difícil por varios motivos: el primero es el rechazo a pedir ayuda profesional por parte del adicto: solo uno de cada diez ludópatas acude por iniciativa propia a recibir atención médica. Suelen ser los familiares o amigos los que convencen al interesado para que se someta a tratamiento. Esta actitud de rechazo al tratamiento hace que, cuando acuden a la consulta, la adicción sea crónica y esté muy arraigada en el psiquismo del jugador, empeorando su pronóstico y haciendo que el proceso de curación sea más complejo y precise de una sinergia de diferentes terapias: psicológicas, farmacológicas y sociológicas. A continuación se explican brevemente las estrategias para el tratamiento que han resultado más eficaces.

1. **Terapia cognitivo-conductual:** es una terapia psicológica adaptada a cada individuo –psicoterapia individual–, que ha mostrado los mejores

resultados en todas las adicciones: al juego, a las sustancias psicoactivas, al sexo y las compras.

Este tipo de psicoterapia ayuda a los pacientes a identificar y cambiar los pensamientos y comportamientos que inducen al juego compulsivo. El objetivo es reemplazar los pensamientos negativos y las conductas compulsivas con hábitos de conducta saludables y productivos.

2. Terapia de grupo: aunque la clave del éxito del tratamiento está en la psicoterapia individual, la terapia de grupo constituye un buen elemento de apoyo. Este tipo de terapia es especialmente útil para las personas que se sienten aisladas y solas debido a su adicción. Suele proporcionar un ambiente de apoyo y comprensión donde los miembros del grupo pueden compartir experiencias y estrategias eficaces para superar la ludopatía. Las guerras las ganan ejércitos organizados, no los soldados aislados; la guerra por recuperar el control de uno mismo es más fácil si se pelea unido a otras personas, pues «la unión hace la fuerza». Esto es especialmente aplicable a la familia y los amigos, que suelen ser el principal núcleo natural de ayuda para los adictos por el vínculo de amor que los une a ellos.

3. Farmacoterapia: hay algunos psicofármacos que son útiles para mejorar la ansiedad, la depresión y otros trastornos psicológicos que están impulsando a la «ludopatía». Quitando la causa, es a veces posible eliminar sus consecuencias negativas, es decir, las adicciones. Además, hay algunos medicamentos con la capacidad de reducir la impulsividad, que también se asocia con la ludopatía. Ese efecto lo consiguen aumentando la función de la dopamina cerebral, que es el neurotransmisor que conecta entre sí a las neuronas del centro de la recompensa implicado en todas las adicciones, con lo que el jugador no necesita jugar para aumentar la actividad de este circuito cerebral y sentirse bien.

4. Estrategias socioambientales: las modificaciones del entorno físico y social ayudan siempre a estos sujetos, pues desaparecen los estímulos condicionados del juego que les impulsan a jugar. Es importante evitar los ambientes relacionados con el juego que propician los estímulos incitadores y que generan impulsos reflejos hacia la actividad ludopática. Al mismo tiempo, hay que procurar frecuentar ambientes agradables y placenteros que no propicien la creación de nuevas conductas adictivas.

Además, es muy importante implicar a los amigos y familiares en el proceso de recuperación, ya que pueden actuar como guardianes que protegen al jugador frente a las tentaciones de jugar. Los grupos de apoyo, como Jugadores Anónimos, también son útiles para proporcionar apoyo y motivación para superar el malestar psicológico del proceso de deshabituación.

5. Programas de internamiento: en los casos más graves y con frecuentes recaídas, es necesario aplicar el tratamiento en régimen de internamiento en un centro especializado en estas adicciones. Así se impide el acceso del adicto a los juegos y se tratan mejor los síntomas de abstinencia para hacer más fácil el abandono de la adicción. A medida que pasa tiempo sin jugar, se va debilitando el impulso de jugar. También sirve para iniciar nuevas formas de vida sana que les aporte lo que el juego les aportaba cuando aún no era una adicción.

Es importante recordar que el tratamiento de la «ludopatía» es un proceso continuo y de larga duración. Además, los ludópatas, como otros adictos, lo son de por vida, aunque no jueguen, lo cual supone que no pueden volver a jugar nunca, pues una sola ocasión suele provocar una recaída.

Hay que tener en cuenta, además, que las nuevas modalidades de juego online son más adictivas que las tradicionales, porque tienen unas características estructurales que inducen al juego excesivo: inmediatez de recompensa, efecto de inmersión, competitividad social, etc.; y que las condiciones socioambientales actuales son muy favorables al juego: marketing y presión publicitaria, amplitud de oferta, exaltación del éxito y del beneficio económico sin esfuerzo, etc.

Se ha comprobado la fuerte relación entre la legalización del juego y el aumento de la incidencia de la «ludopatía», lo que confirma la importancia de la accesibilidad en las adicciones de cualquier tipo. Esta realidad debe poner en guardia a las familias y a las autoridades para que establezcan medidas de prevención y protección de los sujetos más vulnerables, como son los jóvenes. En una sociedad de libre mercado como la occidental, se debe conjugar el derecho a la publicidad de un producto legal —el juego de apuestas— con el derecho a la salud, ya que el juego es la causa última de la «ludopatía», que es una enfermedad mental. Por ese motivo, su publicidad debería estar controlada y, en algunos casos, prohibida, como en el caso del tabaco.

9. EPÍLOGO

Puesto que la actividad lúdica es considerada por la conciencia colectiva como algo inútil, carente de seriedad y situada en el polo opuesto del trabajo –que es serio y útil–, muchas personas pueden pensar que el juego es una pérdida de tiempo. Sin embargo, a lo largo de este libro se ha mostrado que el juego constituye una actividad muy seria y que aporta múltiples beneficios. Los niños, que son en esencia los grandes jugadores, se toman el juego muy en serio; también lo hacen los adultos cuando aceptan sus reglas, pues la no aceptación de las mismas los excluye de la posibilidad de alcanzar los objetivos del juego, lo que provoca frustración.

En este libro se ha subrayado la importancia de vivir una vida en equilibrio, que equivale a vivir una vida sana y feliz. El juego produce efectos psicológicos que equilibran los efectos del trabajo, las responsabilidades y las tareas habituales de una persona normal. Por esto, es muy recomendable dedicar al juego un tiempo que esté en proporción directa con aquel que se dedica a las obligaciones de la vida. Si es obligatorio trabajar, también lo es descansar, y el juego, siempre que se realice con un espíritu jovial, al producir paz y alegría, es una actividad que descansa. En cambio, estaríamos pervirtiendo el juego si lo afrontásemos con la actitud con la que suele desarrollarse el trabajo, que no pocas veces requiere de preocupación y tensión para su desempeño.

En la tercera edad, una vez finalizada la etapa laboral y debido a las limitaciones físicas que impiden la realización de actividades más exigentes, se dispone de mucho tiempo de ocio que puede llenarse con el juego de una manera positiva, gracias a los beneficios que se han explicado. Por esta razón, convendría practicar habitualmente una variedad de juegos durante la vida adulta para poder solazarnos en ellos con más frecuencia durante la vejez.

10. ANEXOS I Y II

Anexo I: descripción de los tipos de juegos[77]

«**Among Us**» es un videojuego multijugador en línea, desarrollado por el estudio estadounidense InnerSloth. Fue lanzado en 2018, pero logró una gran popularidad en 2020. El juego se desarrolla en una nave espacial, estación espacial o base lunar, donde los jugadores asumen roles de tripulantes y, en algunos casos, impostores. El objetivo de los tripulantes es completar tareas mientras descubren a los impostores entre ellos, que intentan sabotear las operaciones y eliminar a los tripulantes sin ser descubiertos. «Among Us» ha sido elogiado por su jugabilidad divertida y su capacidad para generar situaciones sociales intrigantes. Es especialmente popular en plataformas como Twitch y YouTu-

---

[77] ChatGPT.

be, donde los *streamers* lo juegan con amigos y seguidores.

«**Apex Legends**» es un popular videojuego de disparos en primera persona desarrollado por *Respawn Entertainment* y publicado por *Electronic Arts*. Fue lanzado en febrero de 2019 y rápidamente se convirtió en un éxito. En «Apex Legends», los jugadores forman equipos de tres y seleccionan entre una variedad de "leyendas", cada una con habilidades únicas, para competir en partidas en un mapa llamado «King's Canyon» –más tarde se agregaron otros mapas–. El objetivo principal es ser el último equipo en pie, de modo similar a otros juegos del género «Battle Royale». Sin embargo, «Apex Legends» se distingue por su enfoque en el trabajo en equipo, la comunicación y las habilidades especiales de cada personaje. Está disponible de forma gratuita para jugar en varias plataformas, incluyendo ordenadores, «PlayStation 4, PlayStation 5, Xbox One y Xbox Series X/S».

«**Assassin's Creed**» es un videojuego muy conocido y exitoso, desarrollado por Ubisoft. El juego combina ficción histórica, ciencia ficción y un estilo de juego denominado «open-world gameplay» –ofrece un extenso mundo virtual que se puede explorar libremente– y aporta a los jugadores muchos conocimientos de varios periodos históricos. El tema principal es el conflicto entre dos sociedades secretas: los Asesinos y los Templarios. Los primeros luchan por lograr la libertad y la autodeterminación de la humanidad y los segundos, por imponer el control y el orden. Los jugadores asumen el papel de los Asesinos, que usan múltiples técnicas de combate, camuflaje y habilidades de *parkour* para completar su misión en una larga aventura.

«**Beat Saber**» es un popular videojuego de realidad virtual lanzado en 2018, desarrollado por Beat Games. Es un juego de ritmo en el que los jugadores utilizan dos «sables de luz» para cortar bloques que se acercan al ritmo de la música. El objetivo es seguir el ritmo y cortar los bloques en la dirección indicada por flechas que están dibujadas en ellos. «Beat Saber» ofrece una experiencia de juego inmersiva y desafiante, con una variedad de canciones y niveles para que los jugadores disfruten. Es compatible con varias plataformas de realidad virtual, como «Oculus Rift, PlayStation VR y HTC Vive».

«**Call of Duty**» es un videojuego de disparos en primera persona desarrollado principalmente por Infinity Ward, Treyarch y Sledgehammer Games, y publicado por Activision. El primer juego de la serie se lanzó en 2003 y desde entonces ha sido uno de los títulos más populares en el género de los *shooters* (tiradores). La serie se ha expandido a múltiples plataformas y ha explorado diferentes épocas históricas y escenarios, desde la Segunda Guerra Mundial hasta la guerra moderna y futurista. Además de los juegos principales, la franquicia incluye *spin-offs* –juegos derivados de juegos anteriores–, expansiones y una serie de juegos para dispositivos móviles. «Call of Duty» es conocido por su acción intensa, modo multijugador competitivo y campañas emocionantes.

«**Candy Crush Saga**» es un juego de rompecabezas desarrollado por la empresa King. Fue lanzado inicialmente en Facebook en abril de 2012 y luego se expandió a plataformas móviles como iOS y Android. En el juego, los jugadores combinan dulces de colores similares para completar objetivos y avanzar a través de cientos de niveles. «Candy Crush Saga» es conocido por su jugabilidad adictiva y por ofrecer desafíos cada vez más difíciles a medida que los jugadores progresan. Ha sido descargado e instalado millones de veces en todo el mundo, convirtiéndolo en uno de los juegos móviles más populares de la historia.

«**Catan Universe**» es una plataforma en línea que ofrece varias versiones del popular juego de mesa «Settlers of Catan» (Los Colonos de Catán). Desarrollado por Exozet, permite a los jugadores disfrutar del juego tanto en ordenadores como en dispositivos móviles. Ofrece múltiples expansiones y modos de juego, así como la posibilidad de jugar contra la inteligencia artificial o competir en línea con otros jugadores de todo el mundo. Además, cuenta con características como la personalización de avatares y la participación en torneos. Es una excelente opción para los amantes de los juegos de estrategia y de Los Colonos de Catán que deseen disfrutar del juego en línea con amigos o desconocidos.

«Clash of Clans» es un videojuego de estrategia en tiempo real desarrollado por Supercell. Fue lanzado inicialmente para dispositivos iOS en 2012 y posteriormente para Android en 2013. Los jugadores construyen y mejoran sus propias bases, entrenan tropas y atacan las bases de otros jugadores para obtener recursos y subir de nivel. Además, pueden unirse a clanes para participar en guerras de clanes y colaborar con otros jugadores. Ha sido uno de los juegos móviles más exitosos y ha generado una gran comunidad de jugadores en todo el mundo.

«FIFA» es una serie de videojuegos de simulación de fútbol desarrollada y publicada por Electronic Arts bajo el sello EA Sports. La serie «FIFA» ha sido una de las franquicias más exitosas en el mundo de los videojuegos, conocida por su realismo en la representación del deporte, licencias de equipos y jugadores, así como por sus modos de juego variados. La serie FIFA está disponible en varias plataformas, incluyendo «PlayStation», «Xbox», ordenadores y dispositivos móviles.

«**Fortnite**» es un videojuego en línea desarrollado por Epic Games. Se lanzó en 2017 y ha ganado una enorme base de jugadores desde entonces. Es un juego de tipo «Battle Royale», donde hasta 100 jugadores luchan entre sí para ser el último en pie. Además del modo «Battle Royale», «Fortnite» también cuenta con otros modos de juego, como «Salvar el Mundo», donde los jugadores cooperan para defenderse de oleadas de enemigos.

Los videojuegos tipo «Battle Royale», en español «batalla campal o batalla real», pertenecen a un género de videojuegos que combina los elementos de un videojuego de supervivencia con la jugabilidad de un último jugador en pie. Estos videojuegos retan a un grupo de jugadores, comenzando con un equipamiento mínimo, a que busquen armas y eliminen a otros oponentes, mientras evitan quedar fuera de un «área segura» –el campo de juego se hace más pequeño–, siendo el ganador el último jugador en pie. El nombre del género está tomado de la novela japonesa del año 1999 llamada *Battle Royale*, que presenta un tema similar al de un último jugador en pie. Los orígenes del género son los videojuegos de supervivencia en línea a gran escala como «Minecraft» y «ARMA 2», antes de convertirse en propios videojuegos independientes. Si bien «PlayerUnknown's Battlegrounds» y «Fortnite», que se lanzaron en 2017, no fueron los primeros videojuegos de «Battle Royale», su rápida popularidad, con más de 25 y 30 millones de unidades vendidas a finales de 2017, respectivamente, popularizó el formato «Battle Royale».

«Garry's Mod» –de modo abreviado, GMod– es un tipo de videojuego «sandbox» físico desarrollado por los estudios Facepunch. Fue creado por Garry Newman –de ahí el nombre del juego– y salió al mercado inicialmente como un Mod –juegos en los que los jugadores modifican las condiciones del juego– con la marca *Valve Corporation's game*, *Half-Life 2*, en 2004. En el año 2006 pasó a ser un «standalone game» –videojuego que se puede jugar de forma independiente, sin necesidad de conectarse a internet o depender de otros juegos o plataformas–. Es un juego completo y autónomo que no requiere de elementos externos para funcionar. Es un juego de creatividad y experimentación que permite al jugador construir e interactuar con un gran número de estructuras y herramientas.

«Go» es un juego de estrategia para dos jugadores que se originó en China hace más de 2.500

años. El objetivo del juego es rodear y capturar más territorio que el oponente. Cada jugador tiene un conjunto de piedras, negras o blancas, y los jugadores alternan turnos para colocar las piedras en un tablero cuadriculado de 19x19 líneas. Las piedras se colocan en las intersecciones de las líneas y, una vez que se colocan, no se pueden mover. El juego continúa hasta que ambos jugadores acuerdan que ha terminado o hasta que uno de los jugadores se rinde. El jugador con más territorio al final del juego gana. El «Go» es considerado un juego muy desafiante debido a la gran cantidad de posibles movimientos y estrategias. También es un juego muy popular en todo el mundo y se han organizado muchos torneos y competencias a nivel profesional.

«God of War» es una serie de videojuegos de acción y aventuras que combina combates intensos, exploración y elementos de la mitología para ofrecer una experiencia emocionante y épica. Desarrollada por Santa Monica Studio y publicada por Sony Interactive Entertainment. El primer juego de la serie fue lanzado en 2005 para la consola «PlayStation 2» y ha habido varias entregas desde entonces.

La serie se centra en Kratos, un guerrero espartano que busca venganza contra los dioses del Olimpo. Kratos lucha contra criaturas mitológicas, resuelve puzles y se enfrenta a poderosos enemigos mientras viaja a través de paisajes inspirados en la mitología griega y nórdica.

El estilo de juego de «God of War» se caracteriza por combates intensos y frenéticos, en los que los jugadores pueden utilizar una variedad de armas y habilidades especiales para derrotar a sus oponentes. También hay elementos de exploración y resolución de acertijos que ayudan a avanzar en la historia.

En 2018, se lanzó un reinicio de la serie titulado simplemente «God of War». Este juego presenta una nueva ambientación en la mitología nórdica y muestra a un Kratos más maduro y con un enfoque en la relación con su hijo Atreus. El reinicio recibió una gran acogida por parte de la crítica y los jugadores, elogiando su narrativa, jugabilidad y los impresionantes gráficos.

«**Grand Theft Auto (GTA)**» es el videojuego de acción y asesinatos más conocido y exitoso, desarrollado por la compañía inglesa Rockstar Games. El juego se sitúa en una ciudad imaginaria muy parecida a una real en la que los jugadores exploran diversos lugares y participan en varias actividades criminales por las que reciben puntuaciones.

«**Harry Potter: Wizards Unite**» es un videojuego de realidad aumentada desarrollado por Niantic, la misma empresa responsable de «Pokémon GO». El juego fue lanzado en 2019 y está ambientado en el mundo mágico de «Harry Potter» creado por J.K. Rowling. En este juego, los jugadores asumen el papel de un mago que debe investigar y resolver misterios relacionados con la aparición de «Confoundables» –personajes de mundo de Harry Potter que realizan un tipo de magia caótica– en el mundo «muggle» –es el mundo en el que viven todos los seres no mágicos–. Los jugadores pueden conjurar hechizos, recolectar ingredientes para pociones y participar en encuentros mágicos en ubicaciones del mundo real utilizando la tecnología de realidad aumentada. Combina elementos de exploración, recolección y cooperación entre jugadores, y está disponible para dispositivos móviles con sistemas operativos iOS y Android.

«Ingress» es un videojuego de realidad aumentada desarrollado por Niantic, la misma compañía responsable de «Pokémon GO». Fue lanzado en 2012 y se puede jugar en dispositivos móviles con sistema operativo iOS y Android. Los jugadores eligen un bando, «la Resistencia» o «la Iluminación», y trabajan en equipo para controlar y defender ubicaciones virtuales en el mundo real, utilizando la geolocalización y la realidad aumentada. El objetivo principal de «Ingress» es capturar y controlar portales, que son puntos de interés ubicados en lugares del mundo real, como monumentos, obras de arte, edificios históricos, entre otros. Los jugadores pueden trabajar juntos para establecer campos de control, que abarcan múltiples portales y territorios, compitiendo por la dominación global en un conflicto ficticio entre facciones. El juego ha ganado popularidad debido a su enfoque en la exploración del mundo real y la interacción social entre jugadores. Además, ha servido como precursor y modelo para otros juegos de realidad aumentada, incluyendo «Pokémon GO».

«**Juego del ahorcado**» es un juego de palabras en el que un jugador elige una palabra y el otro jugador debe acertarla adivinando las letras una por una. El objetivo del juego es adivinar la palabra antes de que se complete el dibujo de un ahorcado.

Las reglas son: 1) Un jugador elige una palabra y la mantiene en secreto. 2) El otro jugador comienza a adivinar letras de la palabra una por una. 3) Si la letra adivinada está en la palabra, se revela su posición en la palabra. Si la letra aparece varias veces, se revelarán todas sus posiciones. 4) Si la letra adivinada no está en la palabra, se dibuja una parte del ahorcado. Tradicionalmente, se dibujan una horca y un muñeco al final de la cuerda. 5) El jugador continúa adivinando letras hasta que adivine la palabra completa o se complete el dibujo del ahorcado. 6) Si el jugador adivina la palabra antes de que se complete el dibujo del ahorcado, gana. Si se completa el dibujo del ahorcado antes de que se adivine la palabra, pierde.

«Juego de la escalera» es un juego de mesa muy popular en el que los jugadores avanzan sus fichas a lo largo de una serie de escalones numerados en un tablero. El objetivo del juego es ser el primero en llegar a la cima de la escalera y al final del tablero. Cada jugador comienza en la casilla de inicio y tira un dado para determinar cuántos escalones puede avanzar en cada turno. Si un jugador saca un número alto, puede avanzar varias casillas en un solo turno. Sin embargo, si saca un número bajo, puede tardar más tiempo en llegar a la cima.

El juego cuenta también con casillas especiales en las que un jugador puede subir más de un escalón de una sola vez o retroceder varios escalones. Estas casillas añaden emoción y variabilidad al juego, ya que un jugador puede estar cerca de la cima, pero luego ser enviado de vuelta a la base. El «juego de la escalera» es un juego divertido y sencillo que puede ser disfrutado por jugadores de todas las edades. Además, puede ser adaptado a diferentes niveles de habilidad, ya que los más jóvenes pueden disfrutar simplemente de lanzar el dado y avanzar sus fichas, mientras que los más experimentados pueden desarrollar estrategias para maximizar sus movimientos y evitar los obstáculos en el tablero.

«**Juego de la serpiente**» es un juego clásico de ordenador y móvil en el que se maneja una serpiente en una pantalla y se mueve para que coma puntos y crezca, sin chocar con las paredes o con su propia cola. El objetivo del juego es hacer que la serpiente crezca tanto como sea posible sin perder.

El juego comienza con una serpiente pequeña en una pantalla vacía. La serpiente se mueve constantemente hacia adelante y se puede controlar su dirección utilizando las flechas del teclado o los controles táctiles. Hay puntos dispersos por toda la pantalla que la serpiente debe comer para crecer. Con cada punto que la serpiente come, su cuerpo se alarga y se vuelve más difícil de controlar. Se debe tener cuidado de no chocar contra las paredes o con la propia cola de la serpiente, ya que esto terminará el juego.

El «juego de la serpiente» es un juego simple pero adictivo que ha existido desde los primeros días de los videojuegos. Aunque los gráficos y la jugabilidad pueden variar de una versión a otra, el objetivo básico siempre es el mismo: controlar la serpiente y hacerla crecer tanto como sea posible sin perder.

«League of Legends» es un videojuego en línea del género MOBA –*Multiplayer Online Battle Arena*–, desarrollado y publicado por Riot Games. Los jugadores forman equipos para enfrentarse entre sí en emocionantes batallas estratégicas. Cada jugador controla un personaje llamado *campeón*, con habilidades únicas y roles específicos en el campo de batalla. El objetivo principal del juego es destruir el nexo enemigo, una estructura ubicada en la base del equipo contrario. Para lograrlo, los jugadores deben trabajar en equipo, derrotar a los campeones enemigos, destruir torres defensivas y controlar objetivos importantes en el mapa, como el Dragón y el Barón Nashor. «League of Legends» es conocido por su gran variedad de campeones, estrategias complejas, escenas competitivas vibrantes y una comunidad activa de jugadores en todo el mundo. El juego también cuenta con un sistema de clasificación que permite a los jugadores competir en partidas clasificatorias para subir de rango y demostrar su habilidad. Además de la jugabilidad, «League of Legends» ha inspirado una amplia gama de contenido relacionado, incluyendo torneos internacionales, eventos en vivo, transmisiones en línea, así como una abundancia de arte, música y otros medios creativos basados en el juego.

«LittleBigPlanet» es un conocido videojuego desarrollado por la compañía inglesa Media Molecule, que salió al mercado en el año 2008 para la «PlayStation 3». Es un juego creativo porque permite al jugador tener una gran iniciativa para generar contenidos y crear sus propios escenarios.

«Minecraft» es un popular videojuego de mundo abierto en el que los jugadores pueden construir y explorar mundos virtuales tridimensionales. El juego está disponible en una variedad de plataformas, incluyendo ordenadores, consolas y dispositivos móviles.

Los jugadores comienzan en un mundo vacío y deben recolectar recursos como madera, piedra y tierra para construir estructuras y herramientas. También pueden cultivar alimentos y criar animales. Los jugadores pueden explorar el mundo virtual en busca de nuevos recursos y aventuras.

Además de la construcción y la exploración, cuenta con elementos de supervivencia y combate. Los jugadores deben protegerse de los peligros del mundo virtual, como los monstruos hostiles que aparecen durante la noche. Es un juego muy popular debido a su naturaleza creativa y su amplio abanico de posibilidades. Los jugadores pueden construir todo tipo de estructuras, desde castillos y ciudades hasta complejas máquinas y sistemas de transporte. Además, el juego cuenta con una comunidad activa que crea y comparte mods –modificaciones realizadas por los usuarios– y paquetes de recursos que añaden nuevas funcionalidades y elementos al juego.

«Parapente» es un deporte de aventura que implica volar a través del aire con una pequeña aeronave no motorizada llamada parapente. Los parapentes son similares a los paracaídas, pero están diseñados para permitir al piloto controlar la dirección y la velocidad del vuelo. Para volar en parapente, el piloto debe saltar desde una pendiente o una plataforma elevada, como una montaña o una colina. A medida que el parapente se despliega y comienza a volar, el piloto utiliza los controles para ajustar la velocidad y la dirección del vuelo.

El parapente es un deporte que requiere una combinación de habilidades físicas y mentales, incluyendo equilibrio, coordinación, concentración y habilidades de navegación. Los pilotos también deben estar preparados para enfrentar los desafíos del clima y del terreno. Pueden disfrutar de vistas panorámicas de la naturaleza, sentir la libertad de volar y experimentar una sensación de paz y tranquilidad mientras se deslizan a través del aire. Es una actividad emocionante y gratificante que ofrece una perspectiva única del mundo desde arriba.

«*Parkour*» es un deporte que consiste en moverse de manera eficiente y fluida a través del entorno urbano utilizando técnicas como correr, saltar, trepar y equilibrarse.

En los juegos de *parkour*, los jugadores controlan personajes que utilizan estas mismas técnicas para navegar por el entorno del juego, superando obstáculos, evadiendo a los enemigos o completando desafíos de habilidad. Estos juegos suelen tener una mecánica de juego muy fluida que permite a los jugadores realizar movimientos acrobáticos y realizar maniobras impresionantes mientras se mueven a través del entorno.

Algunos juegos de *parkour* también pueden incluir elementos de otros géneros, como acción, aventura, plataformas o mundo abierto, y pueden estar disponibles en varias plataformas, desde consolas de videojuegos hasta dispositivos móviles.

«PlayerUnknown's Battlegrounds» –PUBG– es un videojuego de supervivencia desarrollado y publicado por PUBG Corporation, una subsidiaria de Bluehole Studio. El juego fue creado por

Brendan «PlayerUnknown» Greene, quien previamente había trabajado en juegos de supervivencia como «ARMA 2» y «ARMA 3».

PUBG se lanzó por primera vez en acceso anticipado en marzo de 2017 para Microsoft Windows a través de la plataforma «Steam», y luego se lanzó oficialmente en diciembre de 2017. Desde entonces, ha sido portado a varias otras plataformas, incluyendo «Xbox One», «PlayStation 4», dispositivos móviles iOS y Android, y también está disponible en algunas consolas de juegos como «Stadia».

El juego se destaca por su modalidad de juego de «Battle Royale», donde hasta 100 jugadores son lanzados en paracaídas en una isla y luchan entre sí hasta que solo queda uno en pie. Los jugadores deben buscar armas y suministros mientras luchan contra la zona de juego que se va reduciendo con el tiempo, lo que obliga a los jugadores a moverse y enfrentarse entre sí en un área de juego cada vez más pequeña.

«Pokémon GO» es un juego de realidad aumentada desarrollado por Niantic en colaboración con Nintendo y The Pokémon Company. Fue lanzado en 2016 y se convirtió en un fenómeno mundial, atrayendo a millones de jugadores de todas partes del mundo. Los jugadores pueden atrapar Pokémon –monstruos de bolsillo– en el mundo real utilizando sus dispositivos móviles, explorar lugares de interés en el mundo real para encontrar Pokémon, participar en batallas en gimnasios y colaborar con otros jugadores en incursiones para derrotar a Pokémon poderosos. Desde su lanzamiento, «Pokémon GO» ha evolucionado con la adición de nuevas funciones, eventos y Pokémon, manteniendo a su base de jugadores comprometida y activa.

«Rec Room» es un videojuego multijugador en línea, desarrollado y publicado por Against Gravity. Se lanzó en 2016 y está disponible para varias plataformas, incluyendo ordenadores, «PlayStation 4» y dispositivos de realidad virtual, como «Oculus Rift», «Oculus Quest» y «HTC Vive». Los jugadores pueden interactuar entre sí en un entorno virtual donde pueden participar en una variedad de actividades, como juegos de disparos, deportes, juegos de aventuras y creación de contenido. Además de jugar sus juegos predefinidos, los jugadores también pueden crear sus propios juegos y experiencias utilizando las herramientas de creación proporcionadas por el juego. «Rec Room» ha ganado popularidad debido a su naturaleza social y su amplia gama de actividades para los jugadores. Es conocido por su comunidad activa y por proporcionar actualizaciones frecuentes con nuevo contenido y características.

«Sandbox» es una caja –*box*– llena de una capa no demasiada profunda de arena –*sand*–. En ella, los niños juegan a moldear figuras y construcciones utilizando varios instrumentos –palas, cubos–.

El término «sandbox» en el mundo de los ordenadores se refiere a unos programas que funcionan de modo aislado o independiente del resto de los programas, evitando la interferencia con ellos. Su utilidad es permitir probar *sorfwares* sin el riesgo de dañar o poner en riesgo la seguridad del sistema operativo. Finalmente, el término «sandbox» puede usarse de modo metafórico para referirse a espacios virtuales o plataformas en las que se puede experimentar o aprender sobre un juego o programa nuevo sin temor a consecuencias negativas. Por ejemplo, algunos videojuegos o aplicaciones creativas ofrecen un modo de uso «sandbox» para los usuarios que quieren experimentar sin preocuparse de los fallos y los castigos asociados a ellos.

«Scrabble» es un juego de palabras diseñado para desafiar la calidad del vocabulario y las habilidades lingüísticas de los participantes. El objetivo del juego es formar palabras en un tablero de juego utilizando fichas con letras y puntuar la mayor cantidad de puntos posible.

El juego consta de un tablero cuadriculado en el que se colocan las fichas. Cada ficha tiene una letra impresa y un valor de puntuación asignado. Al comienzo del juego, los jugadores eligen al azar siete fichas de un grupo común. Luego, por turnos, colocan sus fichas en el tablero formando palabras. Las palabras se deben formar de izquierda a derecha o de arriba abajo, conectándose con otras palabras ya existentes en el tablero. Como cada letra tiene un valor de puntuación asignado, el valor de una palabra se calcula sumando los valores de las fichas que la componen. Además, hay casillas especiales en el tablero que multiplican el valor de la letra o de la palabra. El juego continúa hasta que se acaban las fichas o hasta que los jugadores no pueden formar más palabras. En ese momento, se cuentan los puntos de cada jugador y el que tenga la puntuación más alta es el ganador. El «Scrabble» es un juego que requiere habilidad, estrategia y un buen conocimiento del vocabulario. También se puede jugar en equipo, lo que añade un elemento colaborativo al juego.

«**Simón dice**» es un juego para jugar entre tres o más personas. Uno de los participantes es *Simón*, que es el que dirige la acción. Los demás deben hacer lo que Simón dice. El truco está en la frase mágica «Simón dice». Si dice: «Simón dice salta», los jugadores deben saltar o quedan eliminados. Si Simón dice simplemente «salta», no deben saltar o quedarán eliminados también. En general, es el espíritu del mandato lo que importa, no las acciones; si se dice «Simón dice que toques la punta del pie», el jugador debe intentar tocarse los dedos del pie. Lo que se pone en juego es la capacidad de distinguir entre las órdenes válidas y las inválidas, más que demostrar la capacidad física de cumplir. La tarea de Simón es conseguir que cada participante quede eliminado lo antes posible, y cada participante debe tratar de permanecer 'dentro' todo lo posible. El último en mantenerse en el juego gana —aunque el juego no se juega siempre hasta el final—.

«Snowboard» es un deporte de invierno que consiste en descender una montaña nevada con una tabla de snowboard atada a los pies. El objetivo es realizar maniobras y saltos en la nieve mientras se desliza por la pendiente.

El snowboard se ha convertido en un deporte muy popular en todo el mundo, con muchos resorts de esquí y estaciones de montaña que ofrecen oportunidades para practicarlo. Hay varios tipos de snowboard, incluyendo el «*freestyle*», el «*freeride*» y el «snowboard alpino».

En el «snowboard *freestyle*», los *riders* —sujetos que usan el snowbord— realizan trucos y acrobacias en un parque de nieve especialmente diseñado. En el «snowboard *freeride*», los *riders* se deslizan por la montaña en busca de las mejores condiciones de nieve y terreno. Y en el «snowboard alpino», los *riders* descienden por una pendiente más empinada y rápida en busca del mejor tiempo posible.

El «snowboard» requiere una combinación de habilidades físicas y técnicas, incluyendo equilibrio, coordinación, fuerza y agilidad. Ofrece gran cantidad de oportunidades para la creatividad y la expresión individual. Los *riders* también deben estar preparados para enfrentar los desafíos del clima y las condiciones de la nieve.

«Super Mario Sunshine» es un videojuego muy conocido, desarrollado por Nintendo para la consola GameCube, salió al mercado en el año 2002 para sustituir a «Super Mario 64». Mario es el protagonista del juego que va de vacaciones a la isla Delfino con la princesa *Peach*. El *Durión* es un tipo de fruta que se encuentra en la isla Delfino y es una de las tres frutas principales que Mario puede recolectar para rellenar su medidor de vida. Cuando Mario recolecta un Durión, se le otorga un punto adicional de salud en su medidor de vida. Además, si Mario recolecta tres Duriones seguidos sin recibir daño, su medidor de vida se restaurará por completo.

«**Super Mario: Odyssey**» es un videojuego desarrollado y publicado por Nintendo para su consola Nintendo Switch. Fue lanzado en octubre de 2017. Los jugadores controlan a Mario, quien viaja a través de varios mundos en un intento por rescatar a la Princesa *Peach* retenida por *Bowser*, pues planea casarse con ella. Una característica destacada de este juego es la inclusión de *Cappy*, un sombrero que Mario puede lanzar para poseer a ciertos enemigos y objetos, lo que le permite usar sus habilidades. «Super Mario Odyssey» recibió elogios de la crítica por su jugabilidad innovadora, diseño de niveles creativos y encanto general. Es considerado uno de los mejores juegos de plataformas de la generación y ha vendido millones de copias en todo el mundo.

«**Superhot VR**» es un videojuego de realidad virtual que pertenece al género de disparos en primera persona. Es una adaptación del juego original «Superhot», donde el tiempo solo avanza cuando te mueves. En esta versión VR, los jugadores se sumergen por completo en la experiencia, pudiendo esquivar balas, manipular armas y enfrentarse a enemigos de una manera totalmente nueva. El juego ha sido elogiado por su innovación en mecánicas de juego e inmersión. Está disponible en varias plataformas de realidad virtual, como «Oculus Rift», «HTC Vive» y «PlayStation VR».

«Tabletop Simulator» es un videojuego que permite a los jugadores simular una experiencia de juego de mesa en línea. Desarrollado por Berserk Games, este juego ofrece una plataforma donde los usuarios pueden crear, personalizar y jugar una amplia variedad de juegos de mesa, desde clásicos como ajedrez y Monopoly hasta juegos de estrategia más complejos como «Warhammer 40,000». Los jugadores pueden interactuar con los componentes del juego de mesa de manera virtual, incluyendo cartas, fichas, dados y tableros. Además, ofrece funciones para la comunicación entre jugadores, lo que facilita la experiencia de juego en línea. No incluye oficialmente las reglas de ningún juego en particular, ya que se centra en proporcionar las herramientas necesarias para que los usuarios jueguen como prefieran. Esto significa que los jugadores suelen utilizar el juego para recrear sus propios juegos de mesa favoritos o para experimentar con nuevas creaciones. El juego también cuenta con una activa comunidad de usuarios que comparten sus creaciones, lo que amplía aún más la variedad de experiencias de juego disponibles. Además, «Tabletop Simulator» soporta multijugador en línea, lo que permite a los jugadores disfrutar de partidas con amigos o con personas de todo el mundo.

«The Elder Scrolls V: Skyrim» es un juego de rol de acción en un mundo abierto. Ofrece al jugador una épica aventura en un elaborado y rico mundo de fantasía, en el que los jugadores pueden diseñar su propio destino y embarcarse en numerosas y excitantes aventuras. Desarrollado por Bethesda Gama Studios fue puesto a la venta en el 2011. Es la quinta entrega de la serie «The Elder Scroll» situada en la provincial de *Skyrim*, tierra de fantasía en el continente de *Tamriel*. En Shyrim, los jugadores tienen el papel de «Dragonborn», un héroe legendario con la habilidad de controlar el poder de los dragones.

La trama gira en torno al reto de derrotar a Alduin, el *World-Eater* –comedor del mundo– que busca destruir el mundo. Los jugadores navegan por unos espectaculares panoramas visuales del mundo. El juego ofrece un amplio abanico de armas, hechizos, habilidades de combate y un sistema de creación e improvisación de equipamiento para la batalla. Tiene una gran cantidad de contenidos, que permite a los jugadores pasar multitud de horas inmersos en el mundo del juego y sus actividades.

«The Last of Us» es un exitoso videojuego de acción y aventura desarrollado por Naughty Dog y puesto a la venta por Sony Computer Entertainment. Apareció en 2013 para ser usado en la

«PlayStation 3» y en 2014 fue reelaborado para ser usado en la «PlayStation 4», y es uno de los videojuegos más vendidos. Debido a su éxito, en 2020 salió al mercado la versión II, que continúa la historia e introduce nuevos personajes y estrategias de juego.

La trama se sitúa en un mundo postapocalíptico de Estados Unidos. Los protagonistas son Joel, un duro superviviente, y Ellie, una chica joven con la llave de la supervivencia de la humanidad, que tiene numerosos enemigos y amigos.

El juego se contextualiza 20 años después de una pandemia causada por un hongo mutado que ha diezmado la población y ha hecho que muchos infectados se hayan transformado en personas violentas. El juego reúne elementos de sigilo, exploración e intensa acción. Uno de los aspectos más notables es la mezcla de una apasionante trama, complejos personajes, profundas emociones y difíciles dilemas morales.

«The Legend of Zelda: Breath of the Wild» es un videojuego de acción-aventura desarrollado y publicado por Nintendo para la consola Nintendo Switch y la Wii U. Fue lanzado en marzo de 2017 y es el título diecinueve de la serie «The Legend of Zelda». Destaca por su mundo abierto y su enfoque en la exploración y la interacción con el entorno. Los jugadores controlan al personaje principal –Link– mientras explora el vasto reino de *Hyrule*, resuelve acertijos, derrota enemigos y completa misiones para salvar a la princesa Zelda y derrotar al malvado Calamity Ganon. «Breath of the Wild» recibió elogios de la crítica por su jugabilidad innovadora, diseño de mundo abierto y narrativa, y se considera uno de los mejores juegos de la serie «The Legend of Zelda» y uno de los mejores juegos de todos los tiempos.

«**The Sims**» es una serie de videojuegos de simulación de vida, creada por el diseñador de videojuegos Will Wright y desarrollada por Maxis y Electronic Arts. El primer juego de la serie, «Los Sims», fue lanzado en 2000 y desde entonces ha tenido varias expansiones y secuelas. En el juego, los jugadores crean y controlan personajes virtuales llamados *Sims*, satisfaciendo sus necesidades y guiándolos a través de la vida cotidiana. «Los Sims» pueden interactuar entre sí, trabajar, socializar, construir y decorar casas, y alcanzar metas a lo largo de sus vidas virtuales.

«**Ticket to Ride**» es un videojuego basado en el juego de mesa del mismo nombre, creado por Alan R. Moon. Desarrollado por Days of Wonder, el videojuego adapta fielmente la experiencia del juego de mesa original, donde los jugadores compiten para construir rutas de tren a través de Norteamérica –u otras ubicaciones según la versión del juego– para conectar ciudades específicas y completar objetivos de rutas. El juego está disponible en diversas plataformas, incluyendo ordenadores, dispositivos móviles –iOS y Android–, consolas, como «PlayStation» y «Xbox». Ofrece modos de juego para un solo jugador contra la inteligencia artificial, así como multijugador en línea y local, lo que permite a los jugadores competir con amigos o con otros jugadores de todo el mundo. «Ticket to Ride» ha sido elogiado por su accesibilidad, su mecánica simple pero estratégica y su capacidad para adaptarse a diferentes grupos de jugadores, desde principiantes hasta jugadores experimentados. Es una excelente opción para aquellos que disfrutan de juegos de estrategia y construcción de rutas.

«VRChat» es un videojuego de realidad virtual –VR– que permite a los jugadores interactuar entre sí en un entorno virtual. Fue lanzado en 2017 por VRChat Inc y está disponible para jugar en varias plataformas, incluyendo ordenadores y dispositivos de realidad virtual, como «Oculus Rift», «HTC Vive» y «Valve Index». Los jugadores pueden crear sus propios mundos virtuales y avatares personalizados, lo que les permite expresarse y socializar con otros jugadores de todo el mundo. El juego ofrece una amplia variedad de actividades, desde explorar diferentes entornos hasta participar en juegos y actividades sociales con otros jugadores. Es importante tener en cuenta que «VRChat» es una plataforma abierta, lo que significa que los usuarios tienen la capacidad de crear su propio contenido, lo que ha llevado a una comunidad creativa que produce una amplia variedad de mundos y avatares para que otros jugadores disfruten. Sin embargo, también es importante tener en cuenta que, debido a su naturaleza abierta, «VRChat» puede tener contenido generado por usuarios que puede no ser adecuado para todas las edades. Se recomienda a los padres supervisar el juego de sus hijos y configurar las opciones de privacidad según sea necesario. «VRChat» ofrece una experiencia única de realidad virtual que fomenta la socialización, la creatividad y la exploración en un entorno virtual en constante evolución.

«World of Tanks» es un videojuego en línea desarrollado por la empresa bielorrusa Wargaming. Se trata de un juego gratuito de combate de tanques que se enfoca en batallas entre vehículos blindados de la Segunda Guerra Mundial y de la Guerra Fría. Los jugadores pueden controlar tanques de varias naciones y participar en batallas PvP –jugador contra jugador– en diferentes modos de juego. El objetivo principal del juego es destruir los tanques enemigos y capturar objetivos estratégicos en el campo de batalla. A medida que los jugadores progresan, pueden desbloquear y mejorar tanques, así como personalizar su equipo y tácticas de juego. «World of Tanks» es conocido por su comunidad activa, eventos especiales y actualizaciones regulares que introducen nuevos contenidos y características al juego. Además, cuenta con versiones para diferentes plataformas, incluyendo ordenadores, consolas y dispositivos móviles, lo que permite a los jugadores disfrutar de la experiencia en distintos dispositivos.

«**World of Warcraft**» es un popular videojuego de rol multijugador masivo en línea –MMORPG– desarrollado por Blizzard Entertainment. Lanzado en 2004, se ha convertido en uno de los juegos en línea más icónicos y exitosos de la historia, con millones de jugadores en todo el mundo. Los jugadores crean un personaje dentro de un vasto mundo de fantasía y pueden explorar diferentes regiones, completar misiones, luchar contra monstruos y otros jugadores y participar en actividades como mazmorras y *raids* –redadas–. El juego se desarrolla en el universo ficticio de Warcraft, que es un mundo de alta fantasía lleno de razas diversas, como humanos, orcos, elfos y enanos. A lo largo de los años, «World of Warcraft» ha lanzado varias expansiones que han agregado nuevo contenido al juego, incluidas nuevas regiones, razas, clases, mazmorras y *raids*. Algunas de las expansiones más destacadas son «The Burning Crusade», «Wrath of the Lich King», «Cataclysm», «Mists of Pandaria», «Warlords of Draenor», «Legion», «Battle for Azeroth» y «Shadowlands». El juego ha tenido un gran impacto en la cultura popular y ha inspirado libros, cómics, películas y otros medios. Además, ha sido el escenario de numerosos eventos en línea, incluidos torneos de jugador contra jugador –PvP– y competiciones de jugador contra entorno –PvE–.

«Uncharted» es un videojuego de acción y aventura desarrollado por Naughty Dog y puesto a la venta por Sony Computer Entertainment. Ha sido muy alabado por su calidad cinemática, y ha sido considerado como una película interactiva. La trama gira alrededor de las aventuras del protagonista Nathan Drake, un carismático cazador de tesoros y sus compañeros. El juego combina exploraciones, solución de rompecabezas, exóticos parajes del mundo e intensas peleas. Incluye varias tramas: «Uncharted: Drake's Fortune» –2007–. En este, Nathan Drake se embarca en la aventura de encontrar el tesoro perdido de El Dorado. En «Uncharted 2: Among Thieves» –2009–, Nathan busca la

Piedra de Cintamani en el Himalaya mientras es perseguido por un despiadado criminal de guerra. En «Uncharted 3: Drake's Deception» –2011–, el viaje de Nathan le lleva a descubrir la verdad detrás de la perdida ciudad de Ubar y su conexión con la familia del pirata Sir Francis Drake. En «Uncharted 4: A Thief's End» –2016–, Nathan se ve forzado a dejar su retiro para vivir su última aventura en la que está involucrado su hermano, extraviado hace muchos años, y una fábula sobre un tesoro de piratas. Y «Uncharted: The Lost Legacy» –2017–, se trata de una aventura de caza de tesoros en la que los protagonistas son dos mujeres, Chloe Frazer y Nadine Ross.

Anexo II: Teorías del juego

Teorías del siglo XIX

«Teoría del excedente energético, teoría fisiológica de Hebert Spencer, 1820-1903, y Friedrich Schiller, 1759-1805». El ser humano juega para agotar la energía que le sobra, una vez realizadas todas las actividades orientadas a satisfacer sus necesidades naturales básicas. La mejora de las condiciones sociales por el progreso histórico permite al ser humano un ahorro de energía vital para la supervivencia, lo que produce un excedente de energía, que se debe liberar mediante el juego, para evitar un daño fisiológico de su organismo. Por lo tanto, la finalidad del juego es recreativa, pero actúa como una válvula de escape natural con la que el cuerpo regula su capacidad energética y mantiene la homeostasis fisiológica. El juego surge en la niñez porque el niño no necesita emplear su energía vital en actividades de supervivencia, pues sus padres son los que satisfacen sus necesidades vitales. La liberación del exceso de energía es la razón por la que también los animales juegan. A diferencia de los animales, el ser humano libera el exceso de energía también con actividades estéticas o artísticas.

«Teoría de la relajación de Moritz Lázarus, 1824-1903». Es una teoría opuesta a las de Spencer y Schiller pues afirma que el juego sirve para descansar. Es, por tanto, una forma de recuperar la energía que se ha gastado en las actividades serias de la vida ordinaria, que exigen esfuerzo físico y alto nivel de concentración mental. Cuando el juego conlleva gasto de energía, su finalidad es liberar tensiones y escapar de la vida rutinaria.

«Teoría del pre-ejercicio preparatorio de Karl Gross, 1861-1946». El juego es una actividad preparatoria –pre-ejercicio– de las funciones psicofísicas necesarias para la vida adulta. El niño jugando a imitar las conductas de los adultos se entrena en las habilidades necesarias para la vida adulta. El origen del juego está en el impulso natural –instintivo– de las funciones psicofisiológica, que impulsan a pasar a la acción para mejorar la habilidad con la repetición. El juego es la mejor herramienta para adquirir las habilidades necesarias para la supervivencia.

Teorías de la primera mitad del siglo XX

«**Teoría de la recapitulación de Stanley Hall, 1844-1924**». Con el juego, el niño revive las actividades de las generaciones pasadas. Para Hall, el juego es una secuela biológica, un comportamiento heredado, latente, que se manifiesta gradualmente durante la infancia. Jugando, el niño detectará las actividades antiguas e inútiles –que evitará realizar en la vida ordinaria– y otras útiles, que empleará para una adecuada vida adulta. Así, este autor afirma también la función preparatoria del juego para el futuro.

«**Teoría del ejercicio preparatorio de Harvey A. Carr, 1873-1954**». El juego de los niños es un ejercicio que desarrolla el cerebro y lo prepara para el adecuado funcionamiento durante la vida adulta.

«**Teoría general del juego de Frederik J. J. Buytendijk, 1887-1974**». La actividad lúdica satisface la necesidad de autonomía del niño y le ayuda a descubrir su propio *Yo*. Se opone a la teoría de Gross, pues afirma que el juego no es una actividad preparatoria, un ensayo de la vida adulta, pues si el juego es un ensayo, no es juego, ya que para él la finalidad del juego es el puro disfrute de la actividad; jugar es su propia finalidad.

«Teoría de la ficción de Édouard Claparède, 1873-1940». El juego es una actividad natural que favorece el desarrollo de la personalidad propia del niño, pues cada uno juega de una manera y con una actitud propia respecto al mundo.

«Teoría psicoanalítica de Sigmund Freud, 1956-1939». El juego es una actividad de naturaleza emocional, a través de la cual el niño puede satisfacer sus deseos y expresar sus sentimientos, incluso los reprimidos. Así pues, el juego tiene también una función terapéutica, pues ayuda a superar los traumas emocionales del pasado. El niño está sometido a fuerzas biológicas y sociales que determinan el modo de liberar la energía vital de sus instintos naturales, y lo hace mediante el juego, que tiene un carácter simbólico, de representación de la sexualidad y de los deseos, que en el adulto aparecerán en los sueños.

Teorías de la segunda mitad del siglo XX

«Teoría sociohistórica –sociocultural– de Lew Vygotski, 1896-1934». El juego nace de la necesidad de crecimiento del niño, que incluye el desarrollo de la habilidad social. El impulso de jugar surge de los estímulos sociales o de la falta de ellos, que generan carencias y frustraciones. El juego no se daría en las sociedades donde las necesidades estuvieran cubiertas de forma inmediata –la necesidad agudiza el ingenio–. A través del juego, el niño aprende a conocer sus capacidades, sus límites y las normal sociales, lo que le permitirá construir su realidad social para poder satisfacer sus necesidades. En el juego se desarrolla la imaginación, que es necesaria para el aprendizaje escolar, pues la imagen de la realidad guardada en la memoria permite pasar a la abstracción de los conceptos y, de estos, al lenguaje.

«Teoría psicoevolutiva de Jean Piaget, 1986-1980». El juego es una necesidad para el niño, pues es la única forma que tiene de interaccionar con la realidad, para conocerla y desarrollar su pensamiento. Así pues, el juego es un acto intelectual que permite estructurar la mente. En la estructura del juego se observa la estructura del pensamiento, pero *jugar* se diferencia de *pensar* en que la primera actividad tiene como fin la propia satisfacción del juego, mientras que el acto de pensar busca alcanzar una meta. El juego varía según la edad del niño y según la estructura mental de cada edad. Piaget distingue cuatro estadios en el desarrollo del pensamiento. En el «estadio sensoriomotor» –0 a 2 años–, el juego es motor. En el «estadio preoperacional» –2 a 6 años–, el juego es simbólico. En el «estadio de operaciones concretas» –de 6 a 12 años–, el juego es reglado. Y en el «estadio de operaciones formales» –a partir de los 12 años–, el juego es muy variado, pero implica realizar deducciones y abstracciones.

«Teoría ecológica de Urie Brofenbrenner, 1917-2005». Este autor se centra en analizar los tipos de juego, no su motivación. Afirma que el juego refleja el entorno en el que vive el niño, tal como él percibe el ambiente y no tanto de acuerdo a la realidad objetiva.

«Teoría culturalista o de la transmisión de tradiciones y valores de Johan Huizinga y Caillois». Para estos autores, el juego es una herramienta para que el niño aprenda las tradiciones, costumbres, normas y la cultura de la sociedad en la que vive. Esto explica la diferencia de juegos en las diferentes culturas.

«Teoría del juego como ejercicio y exploración de cada nueva función –o evolucionista-sociológica– de Henri Wallon, 1879-1962». Para este autor, el juego surge del impulso de imitación de las personas cercanas al niño, que le permitirá lograr el desarrollo armónico de su personalidad. Afirma también que cualquier actividad libre puede ser un juego, salvo cuando es impuesta y obligatoria.

«**Teoría del andamiaje de Jerome Bruner, 1915-2016**». Para este autor, el juego es una proyección al exterior del mundo interior del sujeto, quien construye escenarios de realidad provisionales –andamios–, que favorecen el conocimiento de la realidad. Así pues, es una actividad opuesta a la educativa, que implica interiorizar patrones externos que nos transforman y nos ayudan a adaptarnos mejor al mundo exterior. Con el juego transformamos el mundo exterior según nuestros deseos, mientras que con la educación transformamos nuestro mundo interior para adaptarnos al mundo exterior. Así pues, para este autor no es posible aprender jugando, pues el aprendizaje no se da en la misma dimensión que el juego, pero prepara cognitivamente para el aprendizaje. Con el juego, el niño puede expresar su personalidad, explorar y experimentar para descubrir su lugar en la sociedad, descubriendo, de paso, la realidad externa.

«**Teoría del juego simbólico de María Montessori, 1870-1952**». Para esta pedagoga, el juego es un escenario de simulación, de preparación para la vida en sociedad, porque permite al niño construir, planear y experimentar situaciones de su cotidianidad, probar conductas y maneras de acercarse a los problemas en un ambiente seguro. Distingue seis escenarios y tipos de juego, en una dimensión progresiva, según el nivel de interacción y participación del niño: solitario, espectador, paralelo, recíproco, asociativo y cooperativo.

«Teoría del desarrollo cognitivo de Stuart Brown, 1941-». Para este autor, el juego «es mucho más que una diversión», es una actividad esencial para la sociabilidad, adaptabilidad y racionalidad; por lo que es vital para la supervivencia, la salud mental y la felicidad. El juego está directamente relacionado con el desarrollo del córtex prefrontal, que es la región cerebral responsable de gran parte de lo que llamamos cognición.

10. BIBLIOGRAFÍA

A. BELLOCH, B. SANDÍN, F. RAMOS, *Manual de Psicopatología*, 4ª Ed. McGraw Hill, Madrid 2024.

J.M. CAGIGAL, Ocio y deporte en nuestro tiempo. Cátedras universitarias de tema deportivo cultural, 2 (1971), pp. 83-129.

R. CAILLOIS, *Los juegos y los hombres, la máscara y el vértigo*, Fondo de Cultura Económica, Colección popular. Primera edición en francés en París 1967 (Éditions Galtimard). Primera edición en español en México 1986.

J.P. ETIENVRE, *El juego entre rito y misterio*, Simposio Rito y misterio, A Coruña 1992, Universidade, pp. 113-118.

M. GARAIGORDOBIL, *Importancia del juego infantil en el desarrollo humano*, en «Aula infantil», n. 2, mayo-junio (2005), pp. 37-43.

J. Huizing, *Homo ludens. El libro de bolsillo*, Alianza Editorial, Madrid 2007.

B. Menchén, T. Melendo, *Quiénes son nuestros hijos y qué esperan de nosotros*, Ediciones Internacionales Universitarias, Madrid 2013.

M.D. Davis, *Introducción a la teoría de juegos*, Alianza, Madrid 1986.

R. Pérez-Gómez, *Iguales y distintos. Introducción a la antropología cultural*, capítulo 13: El hombre juega siempre. Ediciones Internacionales Universitarias, Madrid 2001.

O. Paz, *Puertas al campo*, en la Biblioteca de Bolsillo de la Editorial Seix Barral, Barcelona 1989, pp. 161-162.

G. Remírez Macías, *Deporte versus juego. A la búsqueda de un concepto integrador*, en Revista Digital Buenos Aires. Año 10, n. 94, marzo 2006. http//www.efdeportes.com/.

P. J. Sanz Cano, *El juego divierte, forma, socializa y cura*, en Revista Pediátrica Atención Primaria, vol. 21, n. 83, Madrid 2019, jul/sep.

I.V. Rivero, *El juego desde los jugadores. Huellas en Huizinga y Caillois*, Universidad Nacional de Rio Cuarto. Eurahonar. Quaderns de Filosofía 56, pp. 49-63, 2016.

J. Schell, *The art of game design: a book of lenses*, Editorial Ruotledge. 3ª Edición, Londres 2019.

M. Ruiz Gutiérrez, *El juego: una herramienta importante para el desarrollo integral del niño en Educación Infantil*, Facultad de Educación, Universidad de Cantabria. https://repositorio.unican.es/xmlui/bitstream/handle/10902/11780/RuizGutierrezMarta.pdf, 2017.

L. Sherrol, J. Singer, *The role of pretended play in child psychotherapy*, American Psychological Association PsychNet, 1979.

L.S. Vygotsky, *El juego y su función en el desarrollo psíquico del niño*, en Cuadernos de Pedagogía, 85 (1982), pp. 39-49.

R. Yepes, *La región de lo lúdico. Reflexión sobre el fin y la forma del juego*, en Cuadernos de Anuario Filosófico. Serie Universitaria, n. 30, Pamplona 1996.